Holger Maurer

Plasmabasierte Titanbeschichtung kleinkalibriger Gefäßprothesen

Holger Maurer

Plasmabasierte Titanbeschichtung kleinkalibriger Gefäßprothesen

Einfluß der durch das PACVD-Verfahren erreichten Oberflächenveränderung auf die Durchflußrate im Tiermodell

Südwestdeutscher Verlag für Hochschulschriften

Impressum / Imprint
Bibliografische Information der Deutschen Nationalbibliothek: Die Deutsche Nationalbibliothek verzeichnet diese Publikation in der Deutschen Nationalbibliografie; detaillierte bibliografische Daten sind im Internet über http://dnb.d-nb.de abrufbar.
Alle in diesem Buch genannten Marken und Produktnamen unterliegen warenzeichen-, marken- oder patentrechtlichem Schutz bzw. sind Warenzeichen oder eingetragene Warenzeichen der jeweiligen Inhaber. Die Wiedergabe von Marken, Produktnamen, Gebrauchsnamen, Handelsnamen, Warenbezeichnungen u.s.w. in diesem Werk berechtigt auch ohne besondere Kennzeichnung nicht zu der Annahme, dass solche Namen im Sinne der Warenzeichen- und Markenschutzgesetzgebung als frei zu betrachten wären und daher von jedermann benutzt werden dürften.

Bibliographic information published by the Deutsche Nationalbibliothek: The Deutsche Nationalbibliothek lists this publication in the Deutsche Nationalbibliografie; detailed bibliographic data are available in the Internet at http://dnb.d-nb.de.
Any brand names and product names mentioned in this book are subject to trademark, brand or patent protection and are trademarks or registered trademarks of their respective holders. The use of brand names, product names, common names, trade names, product descriptions etc. even without a particular marking in this works is in no way to be construed to mean that such names may be regarded as unrestricted in respect of trademark and brand protection legislation and could thus be used by anyone.

Coverbild / Cover image: www.ingimage.com

Verlag / Publisher:
Südwestdeutscher Verlag für Hochschulschriften
ist ein Imprint der / is a trademark of
OmniScriptum GmbH & Co. KG
Heinrich-Böcking-Str. 6-8, 66121 Saarbrücken, Deutschland / Germany
Email: info@svh-verlag.de

Herstellung: siehe letzte Seite /
Printed at: see last page
ISBN: 978-3-8381-3795-7

Zugl. / Approved by: Lübeck, Universität zu Lübeck, Diss., 2012

Copyright © 2014 OmniScriptum GmbH & Co. KG
Alle Rechte vorbehalten. / All rights reserved. Saarbrücken 2014

Inhaltsverzeichnis

1. EINLEITUNG ... 3
   1.1 Kardiovaskuläre Erkrankungen ... 3
   1.2 Therapie kardiovaskulärer Erkrankungen ... 3
   1.3 Limitierungen der chirurgischen Therapie kardiovaskulärer Erkrankungen ... 5
2. PROBLEMSTELLUNG ... 6
3. MATERIAL UND METHODEN ... 7
   3.1 Vorbereitung der Gefäßprothesen ... 7
      3.1.1 Vorbereitung der ePTFE-Prothesen ... 7
      3.1.2 Vorbereitung der biologischen Gefäßprothesen ... 10
   3.2 Versuchstiere ... 11
   3.3 Anästhesie ... 11
   3.4 Operationsverfahren ... 12
   3.5 Versuchsablauf mit Abschlußevaluation ... 14
   3.6 Statistik ... 16
4. ERGEBNISSE ... 17
   4.1 Makroskopischer Aspekt ... 17
   4.2 Hämodynamik ... 19
      4.2.1 Hämodynamik der biologischen Gefäßprothesen ... 19
      4.2.2 Hämodynamik der ePTFE-Prothesen ... 21
   4.3 Histologische Auswertung ... 23
      4.3.1 Biologische Gefäßprothesen ... 24
      4.3.2 ePTFE-Prothesen ... 25
   4.4 REM-Befunde ... 26
5. DISKUSSION ... 29
   5.1 Der Prothesenverschluß ... 29
   5.2 Verfahren zur Verminderung der Thrombogenität von Blutkontaktflächen ... 31
      5.2.1 Verfahren ohne die Anwendung von Titan ... 32
      5.2.2 Verfahren unter Anwendung von Titan ... 34
   5.3 Wahl des Tiermodells ... 37
   5.4 Versuchsdesign ... 38
      5.4.1 Versuchsdauer ... 39

5.4.2 Operatives Vorgehen 39
5.4.3 Antikoagulation 40
5.5 Karotisflußmessungen 40
5.6 Morphologische Evaluation 41
    5.6.1 Histologie 42
    5.6.2 Rasterelektronenmikroskopie 43
5.7 Zusammenschau der Ergebnisse bei glutaraldehydfixierten Arterien 44
5.8 Zusammenschau der Ergebnisse bei ePTFE-Prothesen 47
5.9 Tissue-Engineering-Methoden 50
5.10 Implikationen der titanisierten ePTFE-Prothesen für die klinsche Praxis 51
6. ZUSAMMENFASSUNG 53
7. LITERATURVERZEICHNIS 54
8. DANKSAGUNG 61

1. EINLEITUNG

1.1 Kardiovaskuläre Erkrankungen

Kardiovaskuläre Erkrankungen wie die koronare Herzkrankheit (KHK), die arterielle Verschlußkrankheit und der Schlaganfall sind in der überwiegenden Zahl der Fälle durch Atherosklerose bedingt und stellen die häufigste Todesursache in Deutschland dar. Konkret wurden im Jahr 2010 von den 1 050,4 Sterbefällen je 100 000 Einwohner in Deutschland 431,4 den Krankheiten des Kreislaufsystems zugeschrieben, und hiervon wiederum 162,8 je 100 000 Einwohner, also 15,5% der gesamten Sterbefälle, den ischämischen Herzkrankheiten[29, 70].

Die Atherosklerose als auslösende Erkrankung weist neben nicht beeinflußbaren, patientenimmanenten Risikofaktoren wie männliches Geschlecht, Alter sowie genetischen und konstitutionellen Faktoren auch potentiell beeinflußbare solche auf, wie arterieller Hypertonus, Hyperlipidämie, Hyperhomozysteinämie, Diabetes mellitus und Nikotinabusus[68]. Pathophysiologisch ist die Atherosklerose nach der WHO-Definition eine „variable Kombination von Veränderungen der Intima, bestehend aus einer herdförmigen Ansammlung von Fettsubstanzen, komplexen Kohlenhydraten, Blut und Blutbestandteilen, Bindegewebe und Kalzium-ablagerungen, verbunden mit Veränderungen der Arterienmedia"[61].

1.2 Therapie kardiovaskulärer Erkrankungen

Nach der konservativen Therapie kommt für die KHK und die pAVK (periphere arterielle Verschlußkrankheit) im fortgeschrittenen Stadium chirurgischen Maßnahmen eine hohe Bedeutung zu. Hier sind neben der Thrombend-arteriektomie schließlich Gefäßoperationen wie die Bypassversorgung zu nennen.

Bei der arteriellen Verschlußkrankheit gelten ein Stadium III nach Fontaine (Ruheschmerz als Zeichen einer vitalen Gefährdung) sowie IV (Ischämie mit Nekrosen) als absolute Indikation zur Operation, das Stadium II (Claudicatio intermittens) als relative Indikation. Beim akuten Gefäßverschluß auf dem Boden einer pAVK besteht eine Notfallindikation[39].

Bei der koronaren Herzkrankheit ist eine operative Revaskularisation indiziert, wenn
- eine signifikante Hauptstammstenose (Stenosierung über 50% des Lumens) der linken Koronararterie,
- eine koronare Drei-Gefäß-Erkrankung mit komplexen Stenosen,
- eine koronare Zwei-Gefäß-Erkrankung mit hauptstammnahen Stenosen des Ramus interventricularis anterior und des Ramus circumflexus,
- oder eine koronare Zwei- oder Drei-Gefäß-Erkrankung mit Beteiligung des proximalen Ramus interventricularis anterior

vorliegt. Eine Indikation zur sofortigen chirurgischen Intervention besteht insbesondere im infarktbedingten kardiogenen Schock bei
- erfolgloser perkutaner Koronarintervention
- nicht anders zu behebenden Komplikationen perkutaner Koronarintervention (z.B. Dissektion eines Koronargefäßes)
- infarktbedingten mechanischen Komplikationen wie Ventrikelseptumruptur, hochgradiger Mitralklappeninsuffizienz oder Papillarmuskelruptur
- begleitenden schweren valvulären Erkrankungen[2, 40].

Für die chirurgische Revaskularisation sind – vor allem in der Koronarchirurgie – autologe Gefäßinterponate das Material der Wahl. Hier werden üblicherweise die linke und die rechts Arteria thoracica interna (auch als Arteria mammaria interna bzw. IMA bezeichnet), Venen des Unter- und des Oberschenkels und die Arteriae radiales verwendet. Diese Bypässe weisen eine hohe Offenheitsrate (definiert als das Nicht-Vorhandensein einer 50-100%igen Stenose) auf, im einzelnen die Vena-saphena-Bypässe 61% nach 10 Jahren, die IMA-Bypässe 85-91% nach 10 bzw. 4-7 Jahren und die Bypässe mit Nutzung der A. radialis 83% nach 4-7 Jahren[1, 30].

1.3 Limitierungen der chirurgischen Therapie kardiovaskulärer Erkrankungen

In der Aortenchirurgie findet sich kein körpereigenes Gewebe zum Gefäßersatz, und auch zur gefäßersetzenden Bypassoperation bei der pAVK z.B. mit femoropoplitealem Bypass steht nur selten geeignetes autologes Material bereit, so daß bei wachsendem therapeutischem Bedarf vermehrt synthetische Gefäßprothesen verwendet werden [4, 43, 44, 62].

Auch bei der koronaren Bypass-Operation sind autologe Venen oder Arterien in zunehmendem Maße nicht verfügbar oder qualitativ ungeeignet, beispielsweise aufgrund von Voroperationen wie Varizenstripping oder bereits erfolgter Bypass-OP [23, 76, 77]. Obgleich ein wachsender therapeutischer Bedarf in der Herzchirurgie, der peripheren Gefäßchirurgie oder der Shuntchirurgie bei terminaler, dialysepflichtiger Niereninsuffizienz besteht, steht ein klinisch anwendbarer Kunststoff-Gefäßersatz hier noch nicht zur Verfügung. Denn künstliche Gefäßprothesen mit kleinerem Durchmesser zeigen bisher eine unzureichende Offenheits- und Durchflußrate [60, 63, 72, 76, 82].

2. PROBLEMSTELLUNG

Der Erfolg einer gefäßchirurgischen, prothetischen Versorgung wird in der Regel durch den Prothesenverschluß beendet. Für diesen Verschluß sind mehrere Faktoren von Bedeutung, im Wesentlichen die reduzierten Abflußverhältnisse distal der Prothese (sog. „run-off"), Anastomosenverhältnisse mit Stenosierungen (Hyperplasie, technische Schwächen), eine insuffiziente Antikoagulation und eine thrombogene Blutkontaktfläche der Prothese.

Am häufigsten werden in der Gefäßchirugie für den großlumigen Gefäßersatz Prothesen aus Dacron® (Markeninhaber: Invista Technologies S.à.r.l., Wilmington DE, USA; Polyethylenterephthalat, PET) und bei kleinlumigen Gefäßerkrankungen Prothesen aus ePTFE (expandiertem Polytetrafluorethylen) verwendet[72].

Eine zentrale Herausforderung der gefäßchirurgischen Forschung besteht darin, den kleinlumigen Prothesenverschluß zu verhindern. Bei der Lösung dieser Aufgabe ist die Blutkontaktfläche ein Schlüsselfaktor. Deshalb haben bisher vielfältige Modifikationen der mit Blut in Kontakt tretenden Prothesenoberfläche stattgefunden[72].

In der vorliegenden Arbeit sollen durch ein spezielles Verfahren mit Titan behandelte (titanisierte) Blutkontaktflächen auf ihre Thrombogenität getestet werden. In-vitro-Untersuchungen haben bereits gezeigt, daß die Thrombogenität durch eine solche Titanisierung signifikant herabgesetzt werden kann (Quelle: bisher nicht veröffentlichte wissenschaftliche Ergebnisse unserer Arbeitsgruppe; siehe auch Abschnitt 5.8). Daher sollen in der vorliegen Arbeit titanisierte Gefäßprothesen in vivo im Großtierversuch evaluiert werden. Dazu sollen Karotisinterponate dienen. An demselben Schaf soll an der rechten Karotis ein Interponat mit einer handelsüblichen ePTFE-Prothese eingesetzt werden, in die linke Karotis soll eine titanisierte ePTFE-Prothese interponiert werden. Nach 120 Tagen sollen beide Gefäßinterponate bezüglich ihrer Durchflußraten und ihrer Morphologie verglichen werden. Die Morphologie soll histologisch und elektronenmikroskopisch evaluiert werden.

Weiterhin sollen glutaraldehydfixierte Biografts, gleichsam rechts in der unbehandelten und links in der titanisierten Form, als Karotisinterponate implantiert und analog den ePTFE-Prothesen nach 120 Tagen funktionell und morphologisch evaluiert werden.

3. MATERIAL UND METHODEN

3.1 Vorbereitung der Gefäßprothesen

3.1.1 Vorbereitung der ePTFE-Prothesen

Die ePTFE-Prothesen (Länge 6 cm, Innendurchmesser 4 mm, W.L.Gore & Associates, Inc., Flagstaff, AZ, USA) sind herkömmliche Gefäßprothesen, wie sie beispielsweise bei der Anlage eines femoro-poplitealen Bypasses eingesetzt werden. Das PTFE (Polytetrafluorethylen) wird im Herstellungsprozess „expandiert", so daß es zu porösem ePTFE wird[10, 81].

Die Hälfte der Prothesen wurde durch die Gesellschaft für Elektrometallurgie GmbH in Nürnberg (als Patentinhaberin) mittels plasmabasierter Titanisierung vorbehandelt. Bei dem „Plasma-Activated Chemical Vapor Deposition for Titanium" (PACVD) genannten Verfahren wird ein titanhaltiges organisches Vorläufermolekül – Tetrakis(dimethylamido)titan – in die Gasphase gebracht und mit einem Trägergas (in diesem Falle Stickstoff) in die Reaktionskammer geleitet. Durch Erzeugung eines Vakuums entsteht ein nicht-thermisches Niederdruckplasma. Die Elektronen, die in diesem Plasma eine deutlich höhere Temperatur als die Schwerteilchen haben, werden durch ein elektrisches Feld mit einer Frequenz von 13,56 MHz mit Energie versorgt. Die hohe Energiezufuhr bei gleichzeitig relativ niedriger Raumtemperatur (30-35 °C) führt zum Zerfall des Vorläufermoleküls, wobei Teile davon mit den Kohlenstoffatomen der zu behandelnden Oberfläche in Kontakt kommen und Elektronenpaarbindungen eingehen. Auf diese Weise entsteht eine sehr dünne, nicht wieder entfernbare Titanschicht (30nm) (schematische Darstellung siehe Abbildung 1)[34-36].

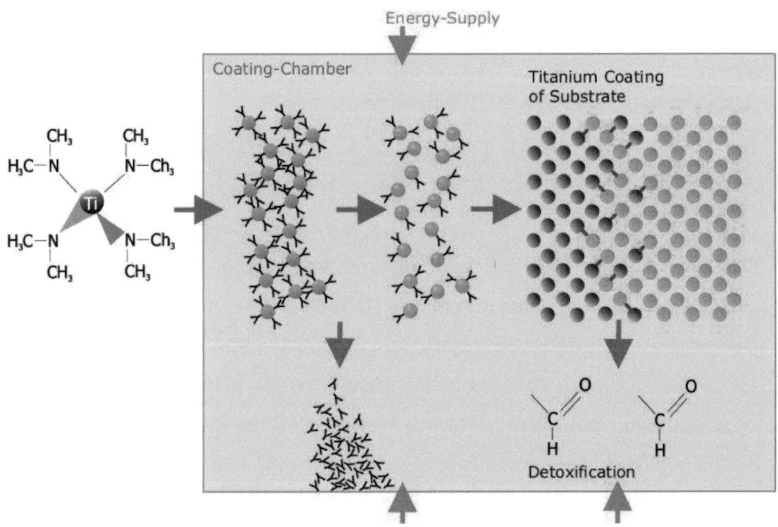

Abbildung 1: schematische Darstellung des Verfahrens „Plasma-Activated Chemical Vapor Deposition for Titanium", wobei ein titanhaltiger Precursor im Vakuum destruiert wird und die Bruchstücke kovalent an das Substrat gebunden werden. (Quelle: Guldner NW et al.: Detoxification and endothelialization of glutaraldehyde-fixed bovine pericardium with titanium coating: a new technology for cardiovascular tissue engineering. Circulation. 2009;119:1653-1660)

Zur Materialanalyse hat der Hersteller unbehandelte und titanisierte ePTFE-Prothesenstücke extern einer Werkstoffanalytik zugeführt. In den daraus resultierenden rasterelektronenmikroskopischen Aufnahmen scheint die Titanschicht bei starker Vergrößerung die Oberfläche des ePTFEs zu glätten (siehe Abbildung 2).

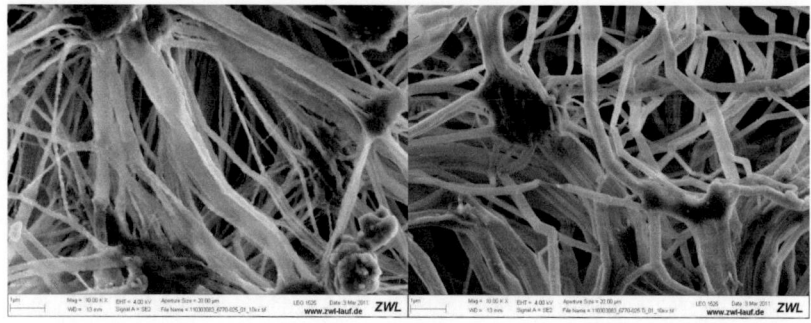

Abbildung 2: rasterelektronenmikroskopische Aufnahme von nicht-titanisiertem ePTFE (linkes Bild) und titanisiertem ePTFE (rechtes Bild) (Quelle: Zentrum für Werkstoffanalytik Lauf GmbH, Lauf a.d. Pegnitz)

Zum Nachweis, daß tatsächlich Titan distribuiert wurde, ist von der Gesellschaft für Elektrometallurgie GmbH in Nürnberg eine energiedispersive Röntgenspektroskopie (EDX) zur Elementanalyse der oben dargestellten rasterelektronenmikroskopischen Aufnahmen durchgeführt worden (siehe Abbildung 3): auf der linken Graphik sieht man die Peaks für das nicht-titanisierte ePTFE, auf der rechten Graphik die Peaks für das titansierte ePTFE; der wesentliche Unterschied besteht in elementspezifischen Titan-Peaks bei 4,5 – 4,6 und 5,0 keV; da das Titan teilweise oxidiert, kommt es zu zwei Peaks.

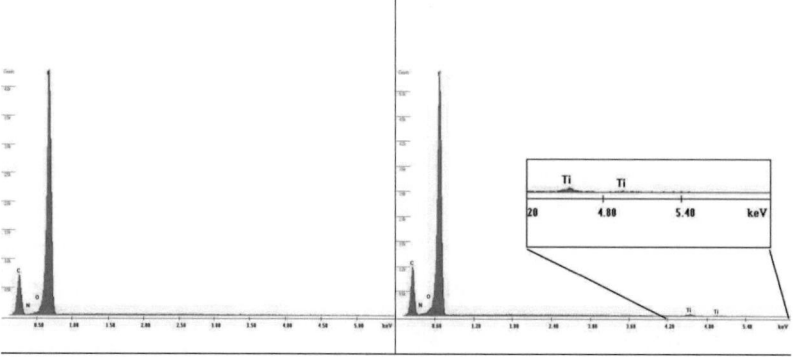

Abbildung 3: energiedispersive Röntgenspektroskopie; linke Graphik: nicht-titanisierte ePTFE-Prothese, rechte Graphik: titanisierte ePTFE-Prothese (Quelle: Zentrum für Werkstoffanalytik Lauf GmbH, Lauf a.d. Pegnitz)

3.1.2 Vorbereitung der biologischen Gefäßprothesen

Die biologischen Gefäßprothesen sind Aa. carotides, die aus den Hausschafen des ersten Versuchsteils gewonnen wurden.

Unmittelbar nach der Entnahme im Rahmen der Karotis-Operation wurden die Gefäßabschnitte in Kochsalzlösung 0,9% überführt. Es erfolgten danach die Fixierung und das Detoxifizieren der Karotiden, wie auch an anderer Stelle beschrieben ist[35]:

Zunächst wurden die entnommenen Karotiden zweimal für zehn Minuten in einer Lösung aus 100 ml einer phosphatgepufferten Salzlösung (PBS; Invitrogen, Carlsbad, CA, USA), die mit 100µl einer 0,5M EDTA-Lösung (Ethylendiamintetraessigsäure, Sigma E7889, Sigma-Aldrich, St. Louis, MO, USA) versetzt wurde, gespült.

Anschließend wurden sie für 48 Stunden bei 37°C in Trypsin/EDTA (PAA L11-004, PAA Laboratories GmbH, Pasching, Österreich) gelagert und danach dreimal für zehn Minuten mit PBS gespült und vorsichtig mit Glasstäbchen stabilisiert.

Die Fixierung erfolgte dann mit Glutaraldehyd 0,25% (Verdünnung aus Glutaraldehyde 25% solution in water Nr. 23115, Serva Electrophoresis GmbH, Heidelberg, Deutschland) in einer 5mM TRIS-Pufferlösung (Tris(hydroxymethyl)-aminomethan, Merck KGaA, Darmstadt, Deutschland) für mindestens 24 Stunden.

Zur Detoxifizierung wurden die so behandelten Karotiden einem Waschprotokoll unterzogen. Hierzu wurden sie zunächst zehnmal in der oben beschriebenen phosphatgepufferten Salzlösung (PBS) und darauffolgend viermal für zehn Minuten in destilliertem Wasser gewaschen.

Danach wurden sie für 30 Minuten in 10%ige Zitronensäure (Citric acid monohydrate, Merck KGaA, Darmstadt, Deutschland) verbracht und anschließend zur pH-Neutralisierung dreimal mit PBS gespült. Zum Schluß wurden die Karotiden für 24 Stunden bei 37°C mit Aldehyddehydrogenase (ALDH) in einer Pufferlösung (Test Kit von Enzymatic BioAnalysis, R-Biopharm, Darmstadt, Deutschland) behandelt und nach letztmaliger Spülung mit destilliertem Wasser in einer mit einem Penicillin-Streptomycin-Mischpräparat (PAA P11-010, PAA Laboratories GmbH, Pasching, Österreich) versetzten phosphatgepufferten Salzlösung steril gelagert.

Die Hälfte der Prothesen wurde durch die Gesellschaft für Elektrometallurgie GmbH in Nürnberg mittels plasmabasierter Titanisierung vorbehandelt; dieser Vorgang verlief analog zu demjenigen bei den ePTFE-Prothesen (siehe oben).

3.2 Versuchstiere

Als Versuchstiere wurden ausgewachsene, weibliche, regional typische Hausschafe aus dem Kreis Herzogtum Lauenburg verwendet, die über die gemeinsame Tierhaltung der Universität zu Lübeck beschafft wurden und während der gesamten Versuchsdauer dortselbst untergebracht waren und von den Mitarbeitern dieser Institution versorgt und betreut wurden.

Der Tierversuchsantrag (Aktenzeichen V 312-72241. 122-6 (1-1/08)) war durch das Regierungspräsidium des Landes Schleswig-Holstein genehmigt, die Versuche wurden durch den Tierschutzbeauftragten Herrn Dr. med. vet. Noël der Universität zu Lübeck beaufsichtigt.

Die sechs Tiere für den ersten Versuchsteil (genannt P1-P6), bei denen ePTFE-Prothesen orthotop an die Stelle der Arteriae carotides communes implantiert wurden, hatten im Alter von $3,8 \pm 0,9$ Jahren ein Gewicht von $47,4 \pm 8,2$ kg. Die sechs Tiere für den zweiten Versuchsteil (genannt G1-G6), bei denen die den Schafen des ersten Versuchsteils entnommenen und glutaraldehydfixierten Karotidenabschnitte anstelle der ursprünglichen Arteriae carotides communes eingesetzt wurden, wiesen im Alter von $2,8 \pm 0,6$ Jahren ein Gewicht von $42,3 \pm 5,2$ kg auf. Dieser relativ geringe Gewichts- und damit einhergehende Größenunterschied ist unerläßlich, weil es durch die Glutaraldehydfixierung zu einem Zusammenschrumpfen des Gefäßes kommt, weswegen es bei der Verwendung gleichgroßer Tiere zu einem Kalibersprung der Karotis gekommen wäre.

3.3 Anästhesie

Die Anästhesie wurde durch die intramuskuläre Gabe eines körpergewichtsabhängigen Gemischs von Xylazinhydrochlorid (Rompun®, Bayer Vital GmbH, Leverkusen, Deutschland) und Ketamin (Ursotamin®, Serumwerk Bernburg AG, Bernburg, Deutschland) in den Musculus glutaeus maximus eingeleitet. Es erfolgte die laryngoskopische orotracheale Intubation (Magill-Tubus, Mallinckrodt, Dublin, Irland). Ferner wurde ein Magenschlauch eingelegt.

Die Versuchstiere wurden mit einem venösen und einem arteriellen Zugang in eine Ohrvene und -arterie versorgt.

Die maschinelle kontrollierte Beatmung erfolgte mit dem Narkosegerät Cato (Drägerwerk AG & Co. KGaA, Lübeck, Deutschland), zur Kapnographie wurde das Gerät Capnosat (Drägerwerk AG & Co. KGaA, Lübeck, Deutschland) verwendet.

Während des Eingriffs wurde kontinuierlich ein Elektrokardiogramm (EKG) abgeleitet, Herzfrequenz und Blutdruck wurden gleichfalls kontinuierlich gemessen (Sirecust 730, Siemens AG, Erlangen, Deutschland).

Zur Aufrechterhaltung der Narkose wurde abhängig von Stimulus und erforderlicher Narkosetiefe Propofol 2% (Disoprivan® 2%, GlaxoSmithKline, Bad Oldesloe, Deutschland) mittels Perfusor appliziert.

Alle Tiere erhielten als antibiotische Prophylaxe Cefazolin (Basocef®, Actavis, Langenfeld, Deutschland) als Einmalgabe.

3.4 Operationsverfahren

Implantation der ePTFE-Prothesen:

Die Tiere wurden in Rückenlage gebracht. Nach Entfernen der Haare mit einem Langhaarschneider und Rasur wurde das Operationsgebiet mit Cutasept G® (BODE Chemie GmbH, Hamburg, Deutschland) abgewaschen sowie steril abgedeckt. Es erfolgte ein Hautschnitt am Vorderrand des Musculus sternocleidomastoideus, von dem aus nach Durchtrennung von subkutanem Fettgewebe und Halsfaszie die Karotiden beider Seiten freipräpariert wurden. Zur besseren Übersicht des Operationsgebiets sowie zum Schutz der Strukturen wurden ferner die Vv. jugulares internae und die Nn. vagi beidseits dargestellt (siehe auch Photo des OP-Situs, Abbildung 4).

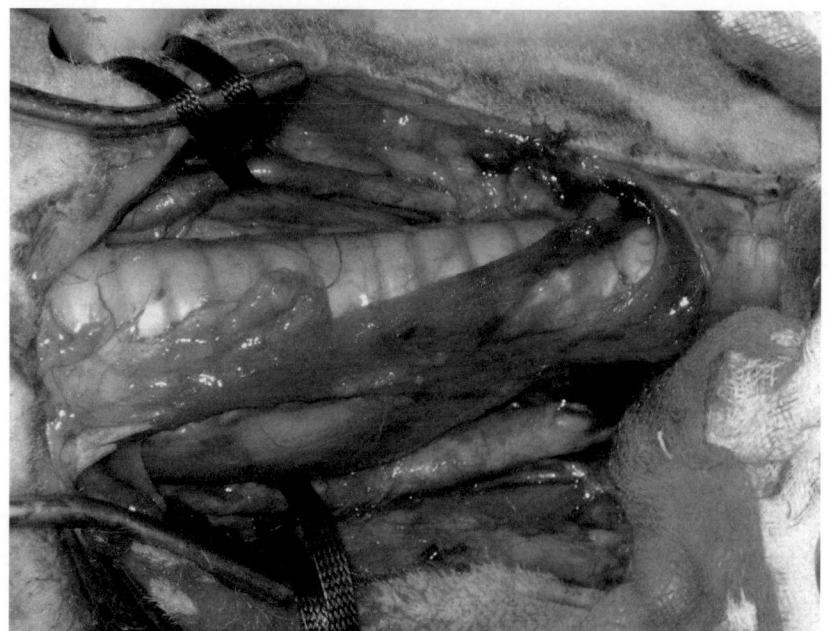

Abbildung 4: OP-Situs vor Beginn der Gefäßeröffnung. Beide Karotiden lateral der Trachea sind angeschlungen.

Beide Interponate wurden in derselben operativen Sitzung in die Karotiden eingefügt (rechts die unbehandelten, links die titanisierten ePTFE-Prothesen). Zunächst wurde die A. carotis communis proximal und distal im Abstand von etwas mehr als 6 cm abgeklemmt. 6 cm lange Karotissegmente wurden mit einem Skalpell herausgeschnitten und in Kochsalzlösung 0,9% gebettet, um danach - wie in Abschnitt 3.1.2 beschrieben - für den zweiten Versuchsteil vorbereitet werden zu können.

Nach Inspektion und Sicherstellen eines adäquaten Durchmessers wurden anschließend die vorbereiteten ePTFE-Prothesen (6 cm Länge, 4 mm Innendurchmesser) als Interponate mittels End-zu-End-Anastomosen mit 6-0 Prolene (Ethicon, New Brunswick, NJ, USA) eingenäht und die Klemmen entfernt. Nachdem die Bluttrockenheit im OP-Gebiet sichergestellt war, erfolgte der schichtweise Wundverschluß mit abschließender fortlaufender Hautnaht. Eine Drainage wurde nicht eingelegt.

Implantation der glutaraldehydfixierten Gefäßprothesen:
Bei den Tieren dieser Gruppe wurde die Operation analog durchgeführt, wobei die herausgeschnittenen Karotidenabschnitte verworfen wurden und die (in der Zwischenzeit wie in Abschnitt 3.1.2 beschrieben) vorbehandelten Karotisabschnitte der Tiere aus der ePTFE-Gruppe gleichfalls mittels End-zu-End-Anastomosen eingenäht wurden.

Bei den Operationen wurden jeweils die titanisierten Prothesenabschnitte links, die unbeschichteten Kontrollprothesen rechts implantiert. Alle Interponate waren intraoperativ uneingeschränkt durchlässig.
Eine Antikoagulation oder Medikamente zur Thrombozytenaggregationshemmung wurden zu keinem Zeitpunkt des Versuchsablaufs appliziert.

3.5 Versuchsablauf mit Abschlußevaluation

Die Versuchstiere wurden nach 124 ± 2 Tagen (ePTFE-Gruppe) bzw. 123 ± 4 Tagen (glutaraldehydfixiertes-Biograft-Gruppe) der Abschlußevaluation zugeführt. Dazu wurden die Tiere auf die gleiche Art wie in Abschnitt 3.3 beschrieben in Narkose versetzt, Intubiert und maschinell boatmet sowie mit arteriellem und venösem Gefäßzugang versorgt. Die Narkose wurde gleichsam mittels kontinuierlicher Propofolgabe aufrechterhalten.
Haarentfernung, steriles Abdecken sowie Präparation der Karotiden erfolgte analog Abschnitt 3.4.
Nachdem die Karotiden dargestellt waren, wurden beidseits perivasale Ultraschallmeßköpfe in einer für die Prothesen (Innendurchmesser 4 mm) geeigneten Größe der Firma Transonic (T106, Transonic Systems Inc., Ithaca, NY, USA; siehe Abbildung 5) installiert. Bei den glutaraldehydfixierten Biografts konnte der Fluß unmittelbar an den Interponaten abgeleitet werden, bei den ePTFE-Prothesen wurden die Meßköpfe kranial der Prothesen angesetzt. Dann wurden funktionelle Messungen durchgeführt, wobei gleichzeitig arterieller Blutdruck (Systole, Diastole, Mitteldruck), Herzfrequenz, mittlerer Flow und Spitzenflow abgeleitet wurden.

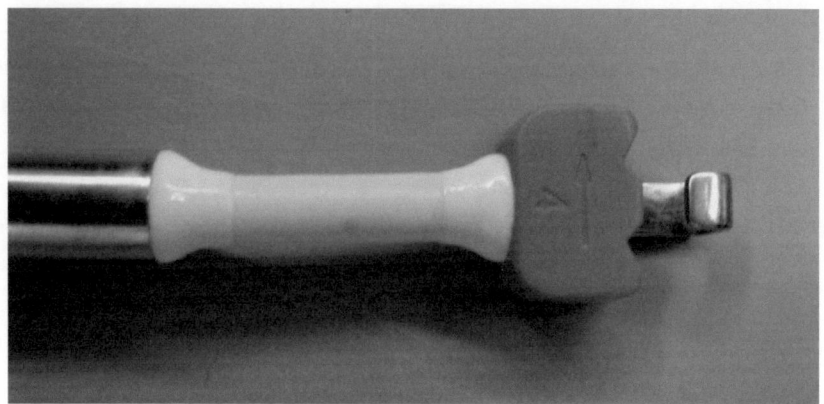

Abbildung 5: perivasaler Ultraschallmesskopf T106 (Transonic Systems Inc., Ithaca, NY, USA)

Nach Erhalten der Meßwerte wurden die Karotiden geklemmt, die zuvor implantierten Gefäßabschnitte mit einem etwa 1 cm anschließenden Anastomosenteil entnommen und in isotonische Kochsalzlösung überführt. Dabei wurden die Innenlumina unmittelbar makroskopisch inspiziert.

Die Tiere wurden danach mit hochdosiertem Midazolam (Midazolam-hameln®, hameln pharmaceuticals GmbH, Hameln, Deutschland) sowie einer zügigen Bolusgabe Kaliumchlorid (Kaliumchlorid-Lösung 7,46%, Serag-Wiessner KG, Naila, Deutschland) getötet.

Aus dem mittleren Bereich der entnommenen Gefäßabschnitte wurden Segmente gewonnen und der histologischen Evaluation zugeführt.

Die histologische Aufarbeitung der entnommenen ePTFE-Segmente erfolgte durch Kunststoffeinbettung in der Abteilung für Kinderkardiologie der Universität Göttingen, diejenige der entnommenen Bio-Prothesen durch das Institut für Anatomie der Universität zu Lübeck. Exemplarische rasterelektronen-mikroskopische Aufnahmen der ePTFE-Segmente wurden ebenfalls im Institut für Anatomie der Universität zu Lübeck durchgeführt.

3.6 Statistik

Zur statistischen Auswertung der gewonnenen funktionellen Meßwerte (Flußdaten und Druckwerte) wurde die Software Winstat 3.0 (Kalmia Co., Cambridge, MA, USA) genutzt.

Die Flußdaten und Druckwerte wurden als Mittelwerte mit Standardabweichung angegeben. Für die Gruppenvergleiche zwischen den nicht-titanisierten und den titanisierten Interponaten als verbundene Stichproben wurde bei beiden Gruppen der Wilcoxon-Test durchgeführt, wobei Gruppenunterschiede bei einem p≤0.05 als signifikant betrachtet wurden.

4. ERGEBNISSE

Alle 12 Tiere überlebten den initialen operativen Eingriff. Sie erholten sich sehr schnell, so daß sie bereits am ersten postoperativen Tag schmerzfrei und ohne Bewegungseinschränkung in den allgemeinen Anlagen der Tierhaltung bei normalem Futter und ohne weitere Medikation weiterversorgt werden konnten.

Eines der Tiere, das mit den glutaraldehydfixierten Biografts versorgt wurde (Schaf G6), verstarb nach 69 Tagen an einer schweren Pneumonie (Sektionsergebnis). Makroskopische und histologische Befunde liegen hier vor, hämodynamische verständlicherweise nicht.

Die verbliebenen Tiere der Gruppe mit den glutaraldehydfixierten Biografts wurden nach 123 ± 4 Tagen, diejenigen der ePTFE-Gruppe nach 124 ± 2 Tagen der Abschlußevaluation zugeführt.

4.1 Makroskopischer Aspekt

Im Rahmen der Präparation war zu erkennen, daß die Interponate beider Gruppen gut eingeheilt und mit Bindegewebe umgeben waren (siehe Abbildung 6), Zeichen ausgeprägter Entzündungsreaktionen fanden sich nicht.

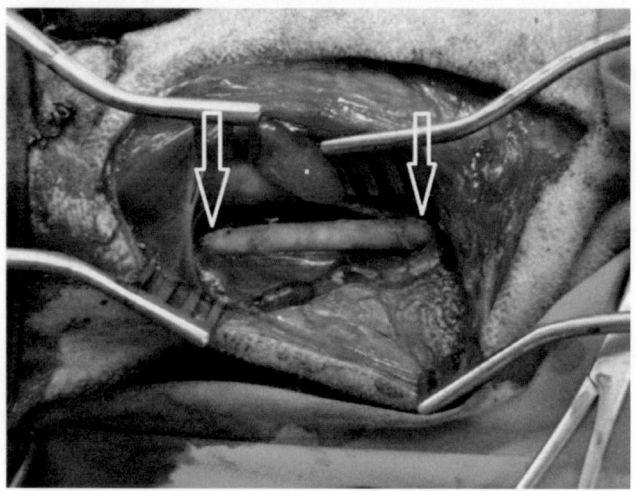

Abbildung 6: interponierte ePTFE-Prothese vor der Flowmessung, proximale und distale Anastomose sind erkennbar (weiße Pfeile)

Vom makroskopischen Aspekt unmittelbar nach Entnahme erschienen die glutaraldehydfixierten Biografts größtenteils ganz verschlossen (Schafe G2 rechts/ nicht-titanisiert, G3 beidseits, G1 und G5 links/titanisiert) oder zumindest erheblich stenosiert (Schafe G2 links/titanisiert, G4 beidseits). Lediglich bei Schaf G1 und G5 jeweils rechts (nicht-titanisierte Seite) war nur eine Verengung von subjektiv unter 50% erkennbar.

Auch beim bereits zuvor verstorbenen Tier G6 waren beide Interponate gänzlich ohne erkennbares Restlumen. Das verschließende Material wirkte bei den Tieren G2, G3 sowie dem früher verstorbenen Tier G6 solide.

Die partiellen bis totalen Lumenverlegungen waren auf der gesamten Strecke des Interponats zu finden; die Prothesen waren teilweise geschrumpft und verzogen.

Diese Befunde decken sich weitgehend mit den Ergebnissen der Flowmessungen (siehe unten), insbesondere die vom visuellen Aspekt gänzlich verschlossenen Prothesen wiesen keinen oder (im Falle von Schaf G5 links/titanisiert) einen minimalen Flow auf, die Interponate G1 und G5 rechts (nicht-titanisierte Seite) zeigten die höchsten Flow-Werte.

Der makroskopische Aspekt der ePTFE-Interponate ist differenzierter als bei den Biografts. Vier Prothesen erschienen voll durchgängig (P2 und P3 links/titanisiert, P5 beidseits), bei den restlichen Prothesen fanden sich geringfügige/ringförmige Stenosen (P2 rechts/nicht-titanisiert) bis hin zu subtotalen Stenosen, die zwingend zu einem Verschluß führen (P4 und P6 rechts/nicht-titanisiert).
Auch diese Befunde decken sich mit den Ergebnissen der funktionellen Messungen.

Grundsätzlich ist bei der Beurteilung der Makroskopie zu bedenken, daß diese, genauso wie die Histologie, nur einen kleinen Abschnitt des Interponats repräsentieren kann, während die Flowmessung über dem Gefäß Aufschluß über die tatsächliche Offenheit über die gesamte Strecke gibt. Zudem können unmittelbar nach Entnahme geronnenes Blut, thrombotisches Material und operationsbedingte Artefakte die Beurteilung verfälschen.

Vergleichend läßt sich feststellen, daß bereits makroskopisch die Offenheitsrate der ePTFE-Interponate diejenige der Biograft-Gruppe übertrifft.

4.2 Hämodynamik

4.2.1 Hämodynamik der biologischen Gefäßprothesen

Bei den dopplersonographischen funktionellen Messungen an den biologischen Gefäßprothesen unter Nutzung der perivasalen Ultraschallmeßköpfe zeigten sich sowohl niedrige Spitzendurchflußraten (im Mittel 75,20 ml/min) als auch niedrige mittlere Durchflußraten (im Mittel 37,96 ml/min). Wie aus der Tabelle 1 zu ersehen, war sowohl bei den titanisierten (Schafe G1, G3), als auch bei den nicht-titanisierten Biografts (Schafe G2, G3) teilweise überhaupt kein Flow abzuleiten, was für einen kompletten Gefäßverschluß spricht. Für das Tier G6, das vorzeitig verstorben war, liegen keine Daten vor.

	glutaraldehydfixierte Biografts (rechte Seite)		glutaraldehydfixierte Biografts, titanisiert (linke Seite)	
	MeanFlow (ml/min)	PeakFlow (ml/min)	MeanFlow (ml/min)	PeakFlow (ml/min)
G1	48,4	148	0	0
G2	0	0	27,5	136
G3	0	0	0	0
G4	20,2	54	115,2	281
G5	121,2	174	9,3	17
Mean	37,96	75,20	30,40	86,80
StabW	± 50,58	± 81,89	± 48,72	± 122,55

Tabelle 1: Flußraten (MeanFlow=mittlerer Fluß, PeakFlow=Spitzenfluß), Mittelwerte (Mean) und Standardabweichung (StabW) bei den mit einem glutaraldehydfixierten Biograft versorgten Tieren G1-G5

Der parallel abgeleitete arterielle Mitteldruck war währenddessen stets normwertig (80,1 ± 19,8 mmHg – Mittelwert ± Standardabweichung); lediglich beim Schaf G1 war der Mitteldruck mit 56,2 mmHg leicht unterhalb des angestrebten Zielwerts von ≥ 60 mmHg.

Die Unterschiede zwischen den mittleren Flußraten der titanisierten und der nicht-titanisierten biologischen Prothesen waren nicht signifikant (p < 0,72; siehe Abbildung 7), genausowenig die Unterschiede zwischen den jeweiligen Spitzendurchflußraten (p=1).

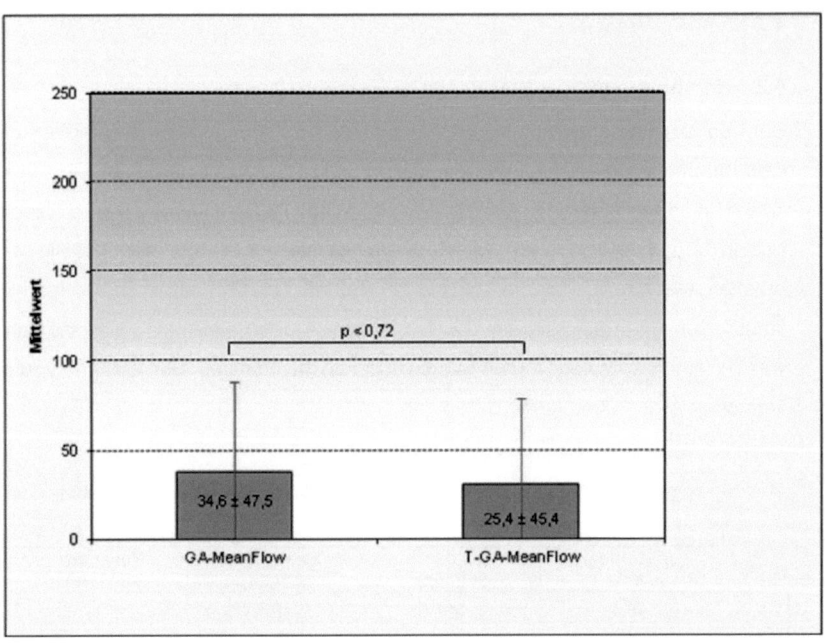

Abbildung 7: biologischen Gefäßprothesen: mittlere Flußraten in ml/min als Mittelwert ± Standardabweichung; GA = glutaraldehydfixierte Biografts; T-GA = titanisierte, glutaraldehydfixierte Biografts

Diese Meßwerte, die für vollständige oder zumindest teilweise Okklusion der Prothesen sprachen, bestätigten sich nach der Entnahme bei der makroskopischen Beurteilung. In allen Prothesen fand sich thrombotisches Material, eine Lumenverlegung war sowohl in der Mitte der jeweiligen Prothesen als auch im Anastomosenbereich auszumachen. Weiterhin waren die biologischen Prothesen teilweise deutlich geschrumpft und verzogen. Auf der nativen, rechten Seite waren die Interponate ohne Fluß komplett verschlossen (Tiere G2, G3), auf der titanisierten, linken Seite schienen gleichsam die Prothesen ohne Fluß auch komplett verschlossen (Tiere G1, G3, G5). Die Lumina der weiteren Interponate waren meist erheblich stenosiert, lediglich bei den Tieren G1 und G5 (nichttitanisierte Seite rechts) sowie G4 (titanisierte Seite links) war ein Lumen prompt zu erkennen.

4.2.2 Hämodynamik der ePTFE-Prothesen

Die funktionellen Messungen mit Hilfe der Ultraschallmeßköpfe wurden analog denen der biologischen Prothesen durchgeführt, wobei die Flußwerte kranial der Prothesen erhoben wurden und nicht direkt am Interponat, wie bei den glutaraldehydfixierten Biografts. Denn ePTFE-Prothesen lassen aufgrund ihrer Materialeigenschaft keine Ultraschallmessung zu. Es ergaben sich bei den ePTFE-Prothesen zwar auch recht variable, aber im Ganzen bessere Werte als bei den glutaraldehydfixierten biologischen Prothesen. Es gab in der ePTFE-Gruppe kein Tier, bei dem sich nicht zumindest ein geringer Fluß ableiten ließ. Bei den Tieren P4 und P6 (rechts, nicht-titanisierte Seite) war der Flow allerdings sehr niedrig, so daß eine subtotale Stenosierung des Gefäßes angenommen werden mußte.

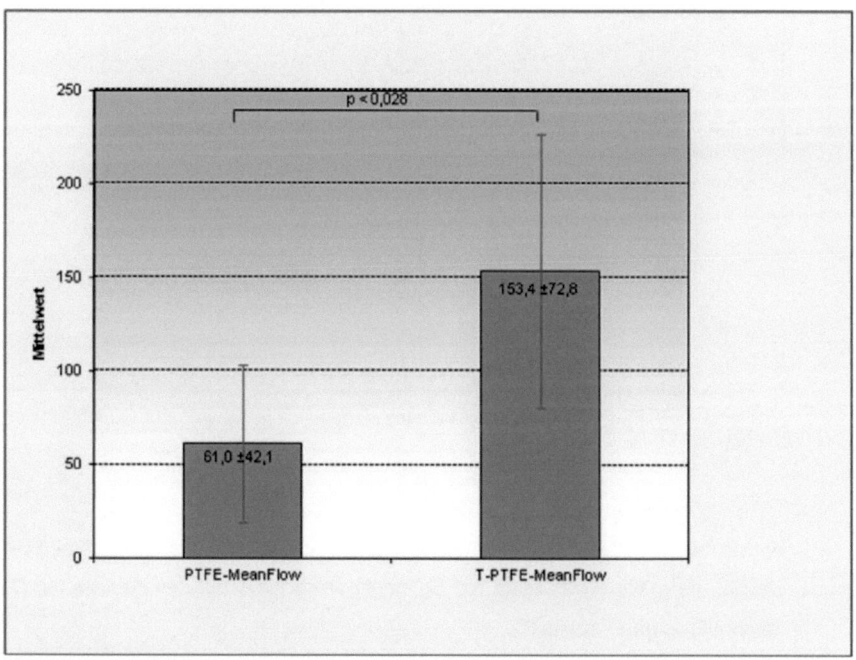

Abbildung 8: ePTFE-Prothesen: mittlere Flußraten in ml/min als Mittelwert ± Standardabweichung; T = titanisierte Seite

Die mittleren Flußraten waren bei den nicht speziell vorbehandelten ePTFE-Prothesen mit 61,03 ± 42,11 ml/min signifikant niedriger als bei den titanisierten ePTFE-Prothesen mit 153,38 ± 72,81 ml/min (p < 0,028) (siehe Abbildung 8); das gleiche gilt für die Spitzendurchflußraten (157,25 ± 112,29 ml/min vs. 416,17 ± 257,67 ml/min; p < 0,028) (siehe Abbildung 9).

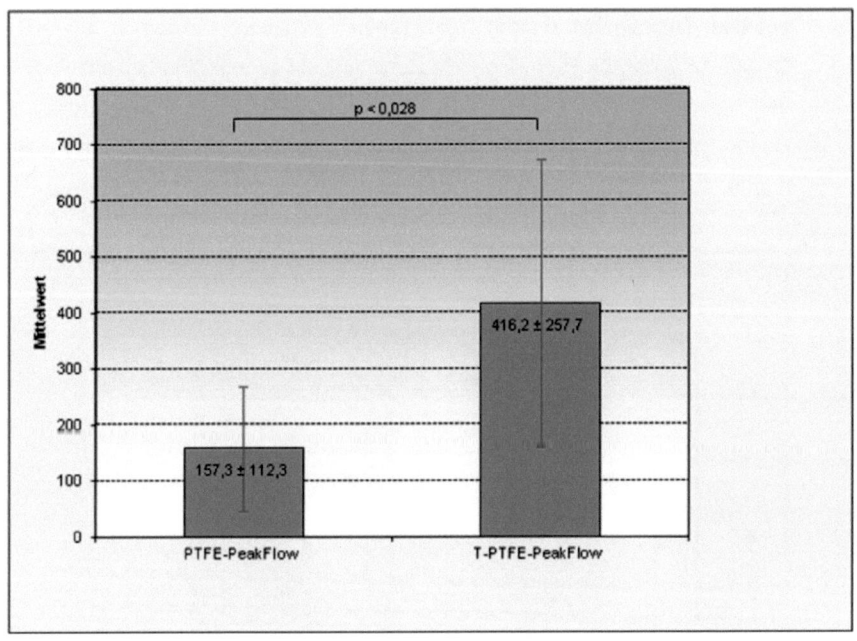

Abbildung 9: ePTFE-Prothesen: Spitzenflußraten in ml/min als Mittelwert ± Standardabweichung; T = titanisierte Seite

Betrachtet man die Schafe als Individuum, fällt auf, daß bei jedem einzelnen Schaf sowohl die mittlere, als auch die Spitzenflußrate stets auf der titanisierten Seite höher war (siehe Tabelle 2).

Der parallel abgeleitete arterielle Mitteldruck war mit 84,4 ± 16,7 mmHg stets im normalen Bereich.

	ePTFE (rechte Seite)		ePTFE, titanisiert (linke Seite)	
	MeanFlow (ml/min)	PeakFlow (ml/min)	MeanFlow (ml/min)	PeakFlow (ml/min)
P1	51,6	164	117,2	302
P2	100,3	279,5	226,3	837
P3	81,6	197	217,1	512
P4	11,9	20	51,6	117
P5	107,3	258	206,3	502
P6	13,5	25	101,8	227
Mean	61,03	157,25	153,38	416,17
StabW	± 42,11	± 112,29	± 72,81	± 257,67

Tabelle 2: Flußraten (MeanFlow=mittlerer Fluß, PeakFlow=Spitzenfluß), Mittelwerte (Mean) und Standardabweichung (StabW) bei den mit einer ePTFE-Prothese versorgten Tieren P1-P6

Auch der makroskopische Befund deckte sich weitgehend mit den Meßwerten, wonach die nicht-titanisierten Interponate (rechts) der Tiere P4 und P6 – wie bei den niedrigen Flow-Werten erwartet – subtotale Stenosen aufwiesen, die zwingend zu einem Verschluß führen, und die der Tiere P1 und P3 hochgradig stenosiert waren, auf der titanisierten Seite (links) hingegen lediglich das Interponat des Tiers P4 bei niedrigen Flow-Werten tatsächlich höhergradige Stenosen aufwies; ansonsten fanden sich nur partielle Lumenverengungen.

4.3 Histologische Auswertung

Histologische Schnitte wurden aus der Mitte der Prothese gewonnen; anastomosennahe Präparate wurden nicht analysiert.

Bei der histologischen Begutachtung ist zu berücksichtigen, daß trotz vorsichtiger Präparation, Fixierung und Färbung beispielsweise Riß- und Schrumpfungsartefakte nicht immer zu vermeiden waren und teilweise z.B. thrombotisches Material bei der Präparation oder im Rahmen der Fixierung verlorengegangen ist. Dies gilt insbesondere für die ePTFE-Prothesen, bei denen nicht nur natürliches Gewebe, sondern gleichzeitig auch Kunststoff geschnitten werden mußte. Die in den Grafiken (s. Abbildungen 10 und 11) offen erscheinenden Gefäßanteile müssen daher in vivo nicht zwangsläufig durchgängig gewesen sein.

4.3.1 Biologische Gefäßprothesen

Die Serien mit den histologischen Schnitten (Abbildung 10) dokumentieren eindrücklich, daß die meisten Prothesen mit thrombotischem Material ausgefüllt sind. Lediglich bei den Tieren G1 und G5 jeweils rechts (nicht-titanisierte Seite) ist ein Lumen prompt zu erkennen. Diese Befunde decken sich mit den makroskopischen und den funktionellen Ergebnissen.

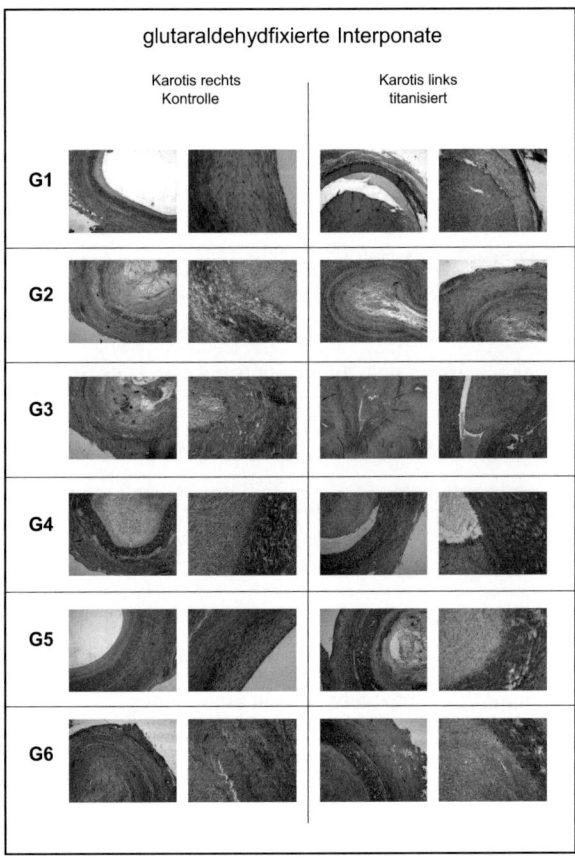

Abbildung 10: histologische Präparate der glutaraldehydfixierten Biografts

4.3.2 ePTFE-Prothesen

Betrachtet man die ePTFE-Prothesen im histologischen Querschnitt, so fallen bereits in der Übersichtsvergrößerung solche auf, die innerhalb des Kunststoffrings nahezu kein Gewebe vorweisen (P1, P2, P4, P5 jeweils die titanisierte/linke Seite; P5 nicht-titanisierte/rechte Seite) und solche, die stenosiert wirken (P1, P2, P3 nicht-titanisierte/rechte Seite; P6 auf der titanisierten/linken Seite).

In den Detailaufnahmen kann man verschiedentlich erkennen, daß kleine Oberflächeninhomogenitäten des ePTFE unmittelbar zum Einwachsen von Bindegewebszellen geführt haben.

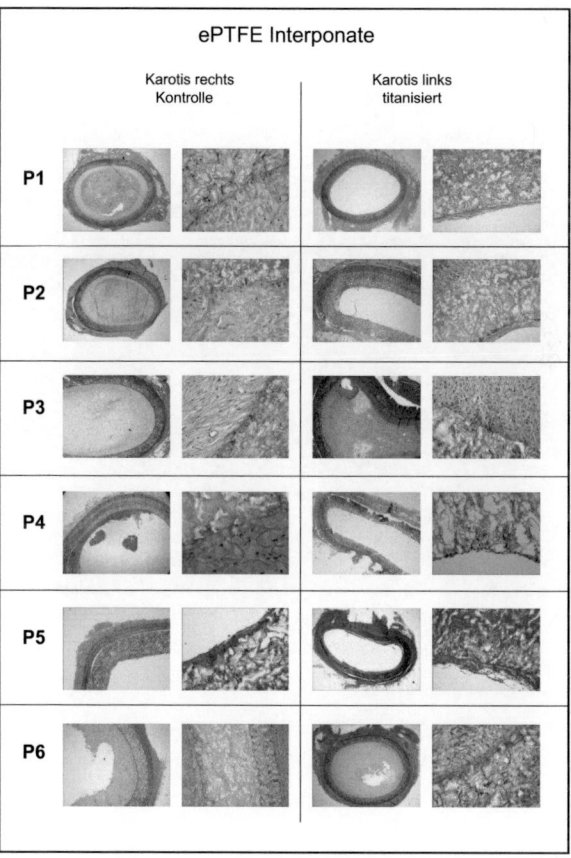

Abbildung 11: histologische Präparate der ePTFE-Prothesen

4.4 REM-Befunde

Rasterelektronenmikroskopische Befunde liegen nur exemplarisch für einige der ePTFE-Prothesen vor, da dieses Bildgebungsverfahren nicht generell durchgeführt wurde. Man kann jedoch (hier am Beispiel des Schafs P2) im Vergleich der beiden Seiten erkennen, daß auf der nicht-titanisierten, rechten Seite eine Matrix aus Fibrinfäden mit Erythrozyten und anderen Blutzellen durchsetzt ist, die eine recht zerklüftete Oberfläche entstehen lassen (siehe Abbildung 12),

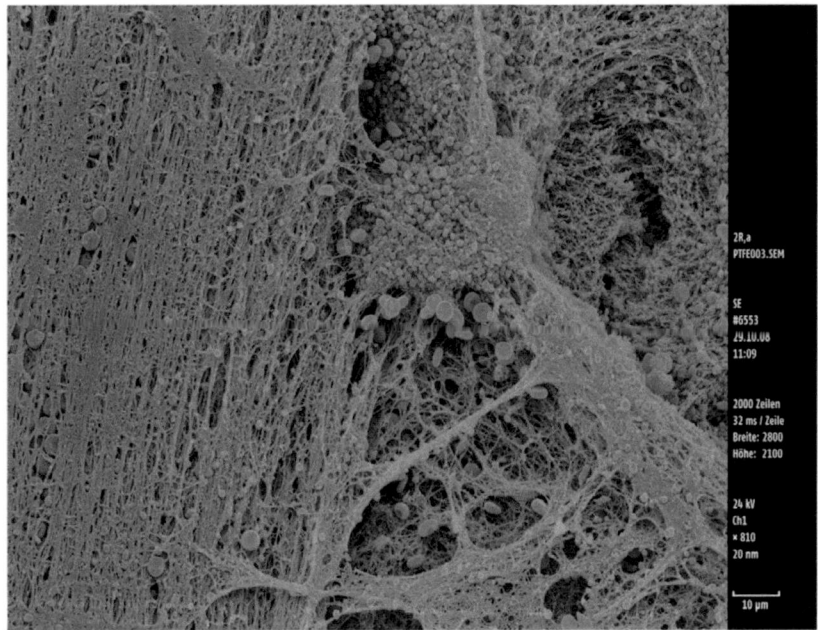

Abbildung 12: REM-Aufnahme der nicht-titanisierten ePTFE-Prothese (Schaf P2); 1000fache Vergrößerung (Quelle: Institut für Anatomie, Universität zu Lübeck)

wohingegen auf der linken Seite mit dem titanisierten Gefäßinterponat bereits in der Übersichtsaufnahme (siehe Abbildung 13) eine weitgehend glatte, mit Endothelzellen ausgekleidete, Oberfläche zu erkennen ist.

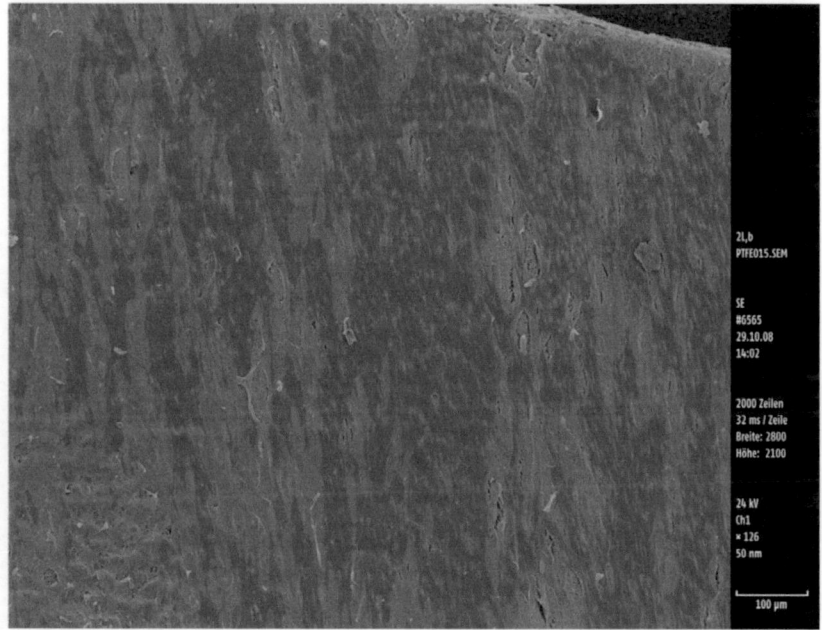

Abbildung 13: REM-Übersichtsaufnahme der titanisierten ePTFE-Prothese (Schaf P2); 100fache Vergrößerung (Quelle: Institut für Anatomie, Universität zu Lübeck)

Auch in der Detailaufnahme der titanisierten Seite finden sich langgezogene, flächige Endothelzellen, die die Oberfläche zusammenhängend und glatt erscheinen lassen (siehe Abbildung 14). Diese Beobachtung deckt sich mit den weiteren morphologischen und funktionellen Untersuchungen; beim Schaf P2 waren makroskopisch beide Prothesen offen, der mittlere Fluß war auf der titanisierten Seite mehr als doppelt so hoch.

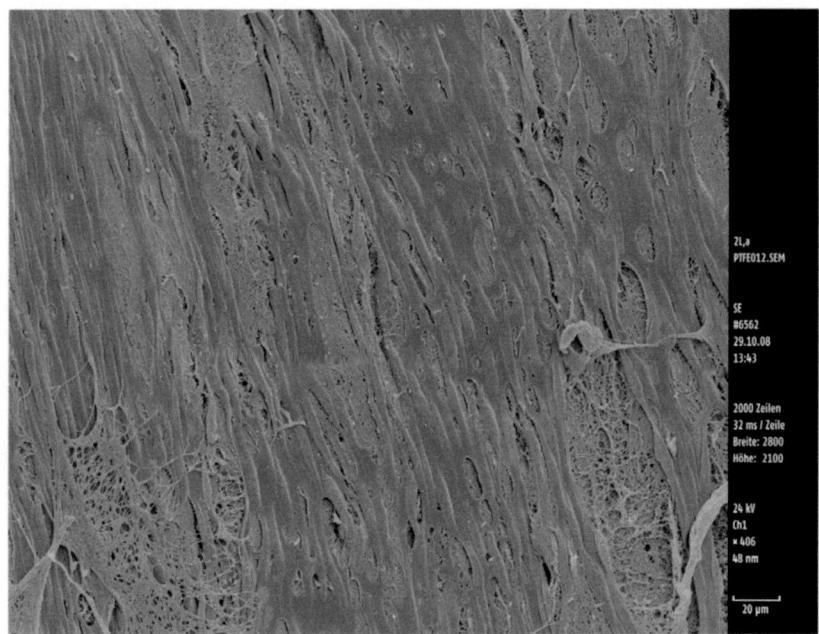

Abbildung 14: REM-Aufnahme der titanisierten ePTFE-Prothese (Schaf P2); 500fache Vergrößerung (Quelle: Institut für Anatomie, Universität zu Lübeck)

5. DISKUSSION

Das Ziel der Arbeit war, im Großtierversuch eine neue Art der Titanisierung (PACVD - „Plasma-Activated Chemical Vapor Deposition for Titanium") an kleinkalibrigen Gefäßprothesen zu validieren. Die Ergebnisse zeigen, daß die Titanisierung von ePTFE-Oberflächen die Durchflußrate signifikant und klinisch relevant erhöht und eine Endothelialisierung begünstigt. Bei Prothesen aus glutaraldehydfixierten Biografts mit und ohne Titan waren hingegen unerwartet geringe Durchflußraten zu messen. Hier ist noch erhebliche Forschungs- und Entwicklungsarbeit notwendig, um eine den ePTFE-Prothesen vergleichbare Funktionsverbesserung zu generieren.

5.1 Der Prothesenverschluß

Für einen thrombotischen Prothesenverschluß spielen die Eigenschaften des distalen Gefäßbetts (sog. „run-off"), Aspekte der Blutgerinnung (medikamentöse Antikoagulation sowie Thrombogenität der Blutkontaktflächen) und die Anastomosenverhältnisse (sowohl in Hinsicht auf ihre handwerklich-technische Qualität als auch hinsichtlich Zellproliferationsphänomenen wie der Bildung einer sog. Neointima) eine entscheidende Rolle.

Gerade kleinlumige Gefäßprothesen oder solche, in denen langsame Flußbedingungen herrschen, neigen zur Thrombosierung[6, 64, 72] und Intimahyperplasie[58].

Betrachtet man die Vielzahl der Funktionen, die ein gesundes Gefäß wahrzunehmen hat (u.a. Bereitstellung einer Blutkontaktfläche durch die Endothelzellschicht mit aktivierenden und inhibierenden Aufgaben in der Blutgerinnung), verwundert dies nicht sonderlich. Die sich aus der Physiologie ableitenden Anforderungen an eine ideale Gefäßprothese sind mannigfaltig: sie benötigt eine ausreichende mechanische Stärke, Elastizität, Bio- und Blutkompatibilität (insbesondere eine nicht-thrombogene Oberfläche), sollte sich spontan endothelialisieren und nicht zur Intimahyperplasie neigen[23, 55, 65]. Eine zusammenhängende Endothelschicht ist aus heutiger Sicht die beste nichtthrombogene blutkompatible Oberfläche; somit sollte eine optimale Prothese das Wachstum einer solchen Schicht gewährleisten[77]. Im Zuge der Entwicklung gilt es also, die Thrombogenität der Blutkontaktfläche durch eine Endothelialisierung zu vermindern.

Die Ausbildung einer vorteilhaften Neointima in einer künstlichen Gefäßprothese und die okklusionsfördernde Intimahyperplasie vornehmlich im Anastomosenbereich stellen ein Phänomen dar, das seit Jahren bekannt ist und mit dem sich umfangreiche Untersuchungen beschäftigt haben.

Bereits 1985 berichteten Clowes et al.[18], daß nach der Implantation von PTFE-Prothesen (Durchmesser 4 mm) ein Einheilungsprozeß stattfinde, der Teil der normalen Wundheilung sei und daß es dadurch zu einer Ansammlung von Zellen an der Oberfläche des Innenlumens komme. Da dieser Prozeß stets von der Anastomosenregion ausgehe, schließen die Autoren, daß die Zellproliferation (von Endothel- und glatten Muskelzellen) jeweils als Auswachsen vom gesunden Gewebe zu verstehen sei und sich nicht etwa irgendwo in der Prothese, ohne Anschluß zu sonstigem Gewebe, Zellinseln bildeten. Daß es speziell im Anastomosenbereich zu einer Verengung durch fortdauernde Proliferation kommt, erklären die Autoren mit einer anhaltenden Verletzung der Endothelschicht. Als Ursache für diese chronische Endothelzellschädigung wird angenommen, daß die verschiedenen mechanischen Eigenschaften von Gewebe und Prothese im Bereich der Anastomose zu unphysiologischen Zug- und Scherkräften führen, die kleinste Schäden erzeugen[17]. Wie bei jeder Form der Gefäßverletzung kommt es zu einem Wundheilungsprozeß. Durch Proliferation und Migration von glatten Muskelzellen und verstärkte Produktion extrazellulärer Matrix kommt es dann zur Intimahyperplasie: die Gefäßwände verdicken sich und das Lumen verkleinert sich dabei. Beschleunigt wird das Phänomen durch Endotheldysfunktion, Blutplättchenanlagerung und eine chronische Entzündungsreaktion[51]. Das Fehlen lebendiger Endothelzellen trägt wiederum zur Thrombose und Intimaproliferation bei[58]. Je enger der Anastomosenbereich wird, desto eher kommt es dann zu thrombotischen Verschlüssen.

Nach neuerer Auffassung sind für die Bildung der Neointima nicht nur das angrenzende Gewebe des nativen Gefäßes verantwortlich, sondern darüber hinaus Blutzellen und - je nach Porosität des Prothesenmaterials - das perivaskuläre Gewebe[49, 54].

In der Anastomosenregion wachsen Zellen des angrenzenden nativen Gefäßes aus. Bereits nach 14 Tagen fanden Mellander et al. aber auch isolierte Zellinseln an der Protheseninnenwand, bei denen Hinweise auf eine Herkunft aus dem Blutstrom bestanden. Die Zellen hatten zwar einen endothelzellähnlichen Phänotyp, es handelte sich aber zellbiologisch eher um glatte Muskelzellen. Die hohen Verschlußraten ihrer ePTFE-Prothesen (4 mm Innendurchmesser; 5 von 6 Prothesen nach 90 Tagen verschlossen) erklärten die Autoren mit der Intimahyperplasie und der Annahme, daß die auskleidenden Zellen eine höhere Thrombogenität als echte Endothelzellen aufweisen.

Bei der Beurteilung von Zellrasen in ePTFE-Prothesen ist stets zu berücksichtigen, daß gewisse Unterschiede zwischen Versuchen beim Menschen und Tierversuchen zu bestehen scheinen; im Schweinemodell kommt es zu geschlossenen Zellrasen, beim Menschen bestehen nur inselförmige Zellansammlungen. Beide Zellformationen bestehen jedoch nicht aus Endothelzellen[54].

5.2 Verfahren zur Verminderung der Thrombogenität von Blutkontaktflächen

Auf unbehandelten ePTFE-Prothesen finden sich zwar gelegentlich Zellrasen[54], die aber keinem Endothel entsprechen. Da diese Besiedlung für die Vermeidung von Thromben unzureichend ist (für unbehandeltes ePTFE werden schlechte Offenheitsraten von nur ~40% nach 5 Jahren berichtet[72]), wurden diverse Verfahren zur Reduktion der Thrombogenität getestet.

Diese Modifikationen reichen von Beschichtungen mit Kollagen[37], Laminin[63], Fibronektin[8, 67], Fibrinkleber[31], Phosphorylcholin[13] und weiteren Substanzen über chemischen Veränderungen (kovalente Bindung von Heparin[3, 50, 51], Fibronektin[56, 57] oder Fibrin[77]) bis hin zu gezielten Zellbesiedlungen im Rahmen des Tissue Engineerings (siehe Abschnitt 5.9).

5.2.1 Verfahren ohne die Anwendung von Titan

Verschiedene Prothesenmaterialien sind unterschiedlichen Methoden zur Reduktion der Thrombogenität unterzogen worden; die folgende Zusammenstellung beschränkt sich auf die Oberflächenmodifikation von ePTFE-Prothesen.

Bei den Modifikationen wird das an sich hydrophobe ePTFE (an das sich Proteine stark binden) graduell hydrophiler, was eine reversiblere und somit physiologischere Proteinanlagerung begünstigt[48].

Die Heparinbeschichtung von ePTFE-Prothesen führte zu einer signifikant reduzierten Ansammlung von Blutplättchen und einer signifikant geringeren Ausprägung der anastomosennahen prothesenseitigen Intimahyperplasie beim Pavian. Interessanterweise wurde hier das Heparin ortsständig an die Prothese angebunden; die anastomosennahe Intimahyperplasie des vorhandenen nativen Gefäßes ließ sich nicht reduzieren[51].

Dieses Verfahren zur kovalenten Bindung von Heparin an ePTFE wurde an 86 Patienten getestet; nach einem Jahr waren 82% der Prothesen, an denen im ersten Jahr keine Re-Intervention notwendig war, durchlässig. Dabei ist zu berücksichtigen, daß alle Patienten mit Clopidogrel (für einen Monat), niedermolekularem Heparin (für drei Wochen) und Acetylsalicylsäure (lebenslang) behandelt wurden[7].

In einer zweiten Studie mit 350 Patienten wurden die ePTFE-Prothesen mit dem kovalent gebundenen Heparin für die periphere Bypasschirurgie mit autologen Veneninterponaten verglichen. Die primäre Offenheitsrate nach ein und zwei Jahren unterschied sich nicht signifikant zwischen beiden Gruppen. Allerdings benötigten die Patienten mit den künstlichen Prothesen mehr Revisions-Operationen[20].

Über welchen Zeitraum das Heparin tatsächlich ortsständig an der Prothesenoberfläche nachweisbar vorgelegen hat, wurde nicht berichtet.

Walpoth et al. verglichen ePTFE-Prothesen mit Fibrin und solche mit einer Fibrinmatrix, an die kovalent VEGF (vascular endothelial growth factor) gebunden war, mit unbehandelten ePTFE-Prothesen. Dies führte in beiden Fällen zu stärker ausgeprägter Intimahyperplasie mit Stenosierung[77].

Die Anwendung einer Phosphorylcholin-Beschichtung auf ePTFE führte zu signifikant reduzierter Neointima-Bildung und somit weniger Stenosierung im Anastomosenbereich nach vier Wochen beim Hund; außerdem wurde die Thrombozytenablagerung vermindert[13, 14]. Auch die Anwendung eines komplexen zweischichtigen Polymers aus Silikon und Fluorokarbon zur Beschichtung reduzierte die anastomosennahe Intimahyperplasie signifikant[52]. Keines der letzten beiden Verfahren scheint allerdings danach weiterverfolgt worden zu sein.

Die Beschichtung mit dem Immunsuppressivum Sirolimus (auch als Rapamycin bezeichnet) kann die Bildung einer Neointima signifikant reduzieren[9, 41].

Weitere Verfahren zur reinen Beschichtung ohne kovalente Bindung sind u.a. mit Kollagen, Laminin, Fibronektin und Gelatine erfolgt[63]. Die Beschichtung mit Serumproteinen oder Kollagen zeigte einen merklichen Anstieg von konfluenten Endothelzellen auf der Prothesenoberfläche unter pulsatilem Blutfluß in vitro im Vergleich zu unbeschichtetem ePTFE[37]. Auch Laminin erhöhte die Zellanlagerung und verhinderte einen Zellverlust unter pulsatilem Blutfluß[63]. Im Vergleich mit Gelatine und Kollagen führte die Beschichtung mit Fibronektin zur besten Endothelzellanlagerung nach 120 Minuten; Gelatine und Kollagen waren der unbeschichteten Prothese überlegen[8].

Allerdings wurden alle hier angewandten nicht-kovalenten Verfahren zur Beschichtung, soweit aus der Literatur erkennbar, nur hinsichtlich der Zelladhäsion im Kurzzeitversuch (maximal 24 Stunden) evaluiert. In einem neueren Übersichtsartikel spielen derartige Beschichtungsverfahren kaum noch eine Rolle[22]; der Trend geht eher zur physikochemischen Oberflächenbehandlung im Bereich der Nanotechnologie, wie aus folgender aktueller Tabelle aus dem Frühjahr 2012 zu entnehmen ist (Tabelle 3).

Table 1: Summary of the various modification techniques currently employed for optimising blood-material interactions [26].

Modification	Description
Physical immobilisation	Polymer gelling (growth factor mixed with the material in the liquid state and change temp, pH or ion concentration to obtain a gel with nanopores) Emulsion techniques (factors which are insoluble in aqueous solutions) High pressure gas foaming (incorporate GF into porous scaffolds, without the use of solvents)
Covalent modification	Surface distribution of ligands Distribution of ligands through the bulk of the material
Surface adsorption	Passive adsorption driven by secondary interactions between the molecule and the protein Self-assembled monolayers (SAMs) adsorption of the peptide (which is designed with hydrophobic tail and a spacer) from solution Microcontact printing of alkanethiol SAMs, photolithography (on hard materials), soft lithography (on elastomeric materials) Direct protein patterning: drop dispensing, microfluidic patterning
Crosslinking	Photo/chemical crosslinking
Altering surface wettability	Ion bombardment UV irradiation Exposure to plasma discharge
Altering surface roughness	Deposition of polymer films/islands, nanoparticles, metallographic paper or diamond paste polishing, sand blasting, photolithography, and e-beam etching

Tabelle 3: Übersicht über verschiedene aktuelle Techniken zur Modifikation von Blutkontaktflächen (Quelle: de Mel A, Cousins BG, Seifalian AM: Surface modification of biomaterials: a quest for blood compatibility. Int J Biomater. 2012;2012:707863)

5.2.2 Verfahren unter Anwendung von Titan

Titan ist schon seit Jahrzehnten das führende Metall in der medizinischen Prothetik[34, 80]. Das Metall bzw. Legierungen desselben können dabei als solide Implantate im orthopädischen Bereich[15, 79] genutzt werden, aber auch für die Beschichtung von Stents (beispielsweise bei der perkutanen transluminalen Koronarangioplastie zur Verhinderung eines erneuten Verschlusses des Herzkranzgefäßes[79]), und schließlich im Bereich der Nanotechnologie zur Oberflächenbeschichtung im mikroskopischen Bereich (30 nm) einer Prothese[35], wie im Rahmen dieser Arbeit geschehen.

Zahlreiche Metalle, wie auch medizinischer Stahl und Gold, haben die Eigenschaft, mit biologischen Materialien Komplexe zu bilden und/oder mit diesen Elektronen oder Protonen auszutauschen. Keine dieser drei Eigenschaften tritt hingegen in vivo bei Titan auf (selbstverständlich können hingegen in vitro biologische Oberflächen mit Titan kovalent verbunden werden). Titan hat ein niedriges elektrochemisches Oberflächenpotential und ist somit biologisch inert[78]. Auch dünne Titanschichten auf diversen Kunststoffen fördern die Anlagerung von Endothel; zudem wirken sie nicht proinflammatorisch[48].

Es gibt verschiedene Verfahren der Titanbeschichtungen:

Sputtern (Kathodenzerstäubung)
Beim Sputtern wird die Metalloberfläche einer Kathode durch Beschuß mit energiereichen Edelgasionen zerstäubt; die Metallteilchen schlagen sich auf einer Zieloberfläche nieder[74]. Bei diesem Vorgang kommt es allerdings zu relativ niedrigen Ablagerungsraten, ferner entstehen auch am zu beschichtenden Material hohe Temperaturen[42]. Deshalb ist dieses Verfahren für ePTFE und insbesondere für biologische Prothesenmaterialien ungeeignet.

Magnetronsputtern (spezielles Verfahren der Kathodenzerstäubung)
Beim Magnetronsputtern wird am Zielobjekt ein Magnetfeld angelegt, das die Wahrscheinlichkeit des Einschlags von zerstäubten Metallteilchen erhöht und somit zu höheren, wenn auch ungleichmäßigen, Ablagerungsraten führt[42].
Cikirikcioglu et al. hatten bereits gezeigt, daß nach einem Monat – bei gleichen Offenheitsraten – die Neo-Endothelialisierung der titanbeschichteten Oberfläche besser im Vergleich zur unbeschichteten ePTFE-Oberfläche war. Für ihre Versuche nutzten sie dieses Magnetronsputtern zur Titanbeschichtung, das eine mit 5-20 µm etwa 1000fach dickere Titanschicht generiert, als dies bei PACVD-Verfahren (siehe nächster Abschnitt) der Fall ist[15, 16]. Das Magnetronsputtern von Titan ist zwar für ePTFE geeignet, bei den relativ hohen nötigen Temperaturen würde aber ein glutaraldehydfixiertes Biograft denaturiert werden. Im Vergleich zum PACVD-Verfahren hat das Magnetronsputtern gravierende Nachteile. Zum einen benötigt es höhere Temperaturen, zum anderen besteht aufgrund der rein physikalischen Anlagerung (ohne kovalente, chemische Bindung) die Gefahr, daß bei akuter mechanischer Belastung oder Dauerbelastung der Prothese Titanbruchstücke im Mikrometerbereich mit dem Blut verschleppt werden und Mikroembolien mit potentiellen Endorganschäden verursachen.

Plasma-Activated Chemical Vapor Deposition (PACVD)

Das neuartige an der in dieser Arbeit genutzten Form der Titanisierung ist die Technologie, die es erlaubt, Titan an Biomaterial bzw. ePTFE kovalent (mittels Elektronenpaarbindung) zu binden, ohne daß die für ein Schmelzen des Metalls notwendigen hohen Temperaturen, die das Biomaterial und das ePTFE irreversibel schädigen würden, von Nöten sind.

Nach Unger ist PACVD ("Plasma-Activated Chemical Vapor Deposition" oder "Plasma-Assisted Chemical Vapor Deposition", deutsch „Plasmaunterstützte chemische Gasphasenabscheidung") ein Verfahren, bei dem durch Stoßionisation aus einem Gas(gemisch) in einer chemischen Reaktion eine dünne und feste Phase abgeschieden wird[74]. Das Verfahren kann je nach Schichtmaterial bei Raumtemperatur stattfinden. Zudem können komplexe, dreidimensionale Strukturen gleichmäßig beschichtet werden[46].

Während es sich also beim Sputtern um ein rein physikalisches Verfahren handelt, bei dem sich zerstäubte Metallteilchen auf dem Substrat niederschlagen, kommt es bei CVD-Verfahren (Chemical-Vapor-Deposition-Verfahren) zu einer chemischen Bindung. Bei dem in dieser Arbeit genutzten PACVD-Verfahren reagierte Titan unter Bildung von Elektronenpaarbindungen mit Kohlenstoffatomen und (im Rahmen folgender Oxidationsvorgänge) mit Sauerstoff[21, 32, 36, 69]. Ein wesentlicher Vorteil ist dabei die deutlich energiereichere Bindung, die ein Auswaschen und die ungewollte Verteilung mit dem Blutstrom im Körper unwahrscheinlicher macht. Somit ist die Gefahr einer Mikroembolisation beim PACVD-Verfahren im Vergleich zum Sputtern nicht gegeben.

Dasselbe PACVD-Verfahren (gleichfalls bei Raumtemperatur, gleichfalls mit kovalenten Bindungen zwischen Titan und dem Polyester) ist von Überrück et al. genutzt worden. Die Titanschicht war 50-60 nm dick. Die Arbeitsgruppe beschichtete Prothesen aus Polyester (Dacron®, 8 mm Innendurchmesser) mit Titan und vergleich diese mit unbeschichteten Prothesen. Alle sechs titanisierten Prothesen waren verschlossen; von den nicht-titanbeschichteten war nur eine von sieben verschlossen. Gänzlich umgekehrt war das Ergebnis in Hinsicht auf die Einheilung der Prothese: während die titanisierten Prothesen gänzlich

eingewachsen waren, war dies nur bei zwei der sieben nicht-titanisierten gegeben. Die Titanbeschichtung sei günstig für das Einwachsen der Prothese als Marker für Biokompatibilität[73]. Der entscheidende Unterschied, der bei der Beurteilung der Offenheitsraten der letztgenannten Studie im Vergleich mit der hier vorliegenden Arbeit bedacht werden muß, liegt in der unterschiedlichen Ausgestaltung des Prothesenmaterials. Dacron® liegt als ein maschenförmiges Gewebe vor. Hier kommt es zu einem Einwachsen des umgebenden Bindegewebes, etwa von periprothetisch, und somit zu Einengungen und Verziehungen der Prothese.
Die ePTFE-Prothese übt hingegen eine „gewisse Barrierefunktion" gegenüber einwachsenden Zellen aus[33]; die in dieser Arbeit gewonnenen Ergebnisse sind insofern nicht mit denen der Polyesterprothesen vergleichbar.

5.3 Wahl des Tiermodells

Für dieses Experiment fiel die Auswahl auf Hausschafe, weil diese Nutztiere wenn auch nicht die exakte, so doch dem menschlichen Körper vergleichbare Größen-, Gewichts- sowie Gefäßdurchmesserwerte aufweisen. Zudem sind die Haltung relativ problemlos, die Verfügbarkeit hoch und die Beschaffung kostengünstig.
Durch die Nutzung der Anlagen der gemeinsamen Tierhaltung der Universität zu Lübeck hatten die Schafe die Möglichkeit, im Freilaufgehege untergebracht zu werden; dies stellt wahrscheinlich gegenüber anderen Studien einen Vorteil dar, weil die Tiere unterschiedlicheren Belastungen als im Tierstall ausgesetzt waren.
Auch andere Nutztiere wie Schwein[15, 77] und Ziege[34] sind grundsätzlich als geeignet anzusehen.

Als Implantationsort für die Gefäßprothesen wurde die Karotisposition gewählt, weil diese beim Schaf durch die recht oberflächliche Lage im verhältnismäßig langen Hals gut zugängig ist.

Karotiden sind beim Gesunden die wesentlichen Gefäße für die Versorgung des Viscero- und vorderen und mittleren Neurocraniums. Eine hochgradige Stenose oder ein akuter Verschluß der Karotiden geht daher nicht selten mit neurologischen Defiziten einher. Die Tiere, die sämtlichst keine neurologischen Auffälligkeiten trotz verengter oder verschlossener Gefäße im

Beobachtungszeitraum zeigten, müssen somit über eine ausreichende Kollateralisierung, in erster Linie über die Vertebralarterien, verfügen. Die Suffizienz solcher Kollateralen ist bei ansonsten gesunden, jungen Tieren nicht unbedingt von vornherein gegeben; hier kann angenommen werden, daß die in den Ergebnissen beschriebenen partiellen oder totalen Gefäßverschlüsse in keinem Fall akut waren, sondern eher über einen Zeitraum entstanden sind, der die Ausformung einer geeigneten Kollateralisierung möglich machte.

Ergänzend sei bemerkt, daß auch das vorzeitig verstorbene Tier G6 in den Tagen vor seinem Tode keinerlei Symptome aufwies, die auf zerebrale Minderdurchblutung hinwiesen. Vielmehr handelte es sich, wie die Sektion ergab, um eine ausgedehnte Pneumonie.

5.4 Versuchsdesign

Durch die beidseitige Karotisoperation (stets links die titanisierte, rechts die nicht-titanisierte Prothese) führte jedes Tier gleichzeitig seine Kontrolle mit[13, 15]. In der Literatur gibt es keine Hinweise darauf, daß sich Druck- oder Flußverhältnisse physiologisch zwischen beiden Karotiden unterscheiden würden. Die zeitliche Abfolge der Versuche war in der gewählten Form unabdingbar, weil ja die Karotisabschnitte der ersten Versuchsgruppe nach Fixierung und weiterer Behandlung in die Tiere der zweiten Versuchsgruppe implantiert wurden. Für die Operationen konnte ein in der Gefäßchirurgie sehr erfahrener Operateur gefunden werden, so daß auch die individuelle Reihenfolge der operierten Tiere keine Rolle spielen sollte.

Durch die Interposition zweier zu vergleichender Prothesen an ein und demselben Tier ist es gelungen, Einflüsse von individueller Hämodynamik und Hämostase zu minimieren.

5.4.1 Versuchsdauer

Für diesen experimentellen Versuch wurde ein Versuchszeitraum von etwa 120 Tagen gewählt. Typischerweise sind die für die Einengung des Prothesenlumens verantwortlichen Prozesse (vor allem die sog. Intimahyperplasie) zwar nach vier Wochen schon nachweisbar, aber nach zwölf Wochen erst voll ausgeprägt[12]. Insofern ist es nachvollziehbar, daß Cikirikcioglu[15] nach vier Wochen beim ePTFE noch sehr hohe Offenheitsraten (80%) erzielte, in dieser Arbeit hingegen nach über 17 Wochen (also einem mehr als vierfach längeren Versuchszeitraum) niedrigere Raten zu verzeichnen waren.

Wenn man von akuten, frühen thrombotischen Komplikationen absieht, entstehen die Verschlüsse künstlicher Gefäßprothesen aufgrund einer hohen Oberflächenthrombogenität oder im Rahmen der späteren Intimahyperplasie[58, 77]. Die Gewebeproliferation im Anastomosenbereich engt die Gefäßprothesen zunehmend ein; dies begünstigt schließlich bei turbulenter und langsamerer Strömung die Okklusion. Diese Verschlüsse treten aber auch bei kleinlumigen ePTFE-Prothesen erst nach etwa drei Monaten auf. Insofern war es sinnvoll, für die hier vorliegende Untersuchung einen Zeitraum zu wählen, der diese drei Monate übertrifft[18, 19].

5.4.2 Operatives Vorgehen

Für den hier durchgeführten Versuch wurde aus Gründen der Vergleichbarkeit mit dem beidseitigen Karotisersatz ein bereits in der Literatur beschriebenes Versuchsdesign gewählt[13, 15, 77].

Um die Verschlußrate langstreckigerer Interponate, wie sie beim femoropoplitealen, femoro-cruralen oder axillo-femoralen Bypass Verwendung finden, zu untersuchen, wäre der Karotisersatz sicherlich weniger geeignet. Die Interposition langstreckiger kleinlumiger titanisierter ePTFE-Prothesen an den genannten Positionen ist aber gleichfalls uneingeschränkt denkbar. Auch dabei sollte dann auf der einen Seite die unbehandelte und auf der anderen Seite die titanisierte Prothese implantiert werden.

5.4.3 Antikoagulation

Üblicherweise werden Patientinnen und Patienten, die mit Implantaten versorgt wurden, die körperfremde Blutkontaktflächen aufweisen (also z.B. künstliche Herzklappen, biologische Herzklappen vom Rind o.ä., Dacron®- oder PTFE-Gefäßprothesen), medikamentös antikoaguliert. Hierzu stehen diverse Thrombozytenaggregationshemmer wie – exemplarisch genannt – Acetylsalicylsäure, Clopidogrel und Ticagrelor sowie Antikoagulantien wie u.a. die Cumarine und Heparine zur Verfügung. Im hier durchgeführten Versuch wurde von einer Antikoagulation oder einer Thrombozytenaggregationshemmung bewußt abgesehen. Die Anwendung einer entsprechenden suffizienten Medikation (wie sie als Beispiel auch nach einer klassischen Herzbypass-OP mit niedermolekularem Heparin bis zur vollständigen Mobilisation, Acetylsalizylsäure 100 mg/Tag lebenslang und Clopidogrel je nach Dringlichkeit des Eingriffs und Begleiterkrankungen[26] praktiziert wird), hätte möglicherweise bessere Durchflußraten in den Karotiden zeigen können. Allerdings wäre dann insbesondere der zu untersuchende Effekt des Titanisierungsvorgangs möglicherweise nicht so deutlich bei der Erhebung der Flußwerte in Erscheinung getreten.

5.5 Karotisflußmessungen

Die Flowmessungen mit den perivasalen Ultraschallmeßköpfen konnten bei den glutaraldehydfixierten Arterien direkt am Interponat durchgeführt werden, wegen der Materialeigenschaften des ePTFE mußte die Messung hier jedoch flußabwärts, also im unmittelbar der Prothese anschließenden nativen Gefäß erfolgen. Auf die Flußraten hat diese Verlagerung wegen der Kontinuitätsgleichung keinen Einfluß[5]; Flußgeschwindigkeit und Drücke könnten sich hingegen unterscheiden – diese wurden aber nicht untersucht. Durch die Wahl einer Prothesengröße, die ohne Kalibersprung mit dem nativen Gefäß harmoniert, sind Unterschiede in Flußgeschwindigkeit und Blutdruck weitestgehend minimiert worden.

Andere Arbeitsgruppen haben die Durchgängigkeit der Prothesen mittels angiographischer Methoden geprüft[15, 77]. Dieses Verfahren ist organisatorisch deutlich aufwendiger. Zwar generiert die Angiographie eine bildliche Darstellung, was als Vorteil gesehen werden kann; insbesondere kann bei einer Stenose festgestellt werden, wo genau im Prothesenabschnitt sich diese befindet. Die quantitative Interpretation einer angiographischen Methode ist aber deutlich schwieriger als bei der direkten Ableitung eines für die Durchgängigkeit des Gefäßes entscheidenden Meßwertes (ml/min) wie in dieser Arbeit.

Die mittleren Flußraten waren bei den titanisierten ePTFE-Prothesen mit 153,38 ± 72,81 ml/min signifikant um 151 % höher als bei den nicht speziell vorbehandelten ePTFE-Prothesen mit 61,03 ± 42,11 ml/min ($p < 0,028$); auch bei den Spitzendurchflußraten fanden sich signifikant (um 165%) höhere Werte (416,17 ± 257,67 ml/min vs. 157,25 ± 112,29 ml/min; $p < 0,028$).

Die Größenordnung der mittleren Flußraten entspricht derjenigen in vergleichbarer Literatur (Cikirikcioglu et al. berichten bei Schweinen mit einem Gewicht von 30 ± 2 kg intraoperative Flußraten von 170 ± 108 ml/min bis 200 ± 73 ml/min)[15].

Bei den glutaraldehydfixierten Biografts waren die Flußraten allesamt niedrig; lediglich bei je einer Prothese der titanisierten und der nicht-titanisierten Gruppe war überhaupt ein adäquater Fluß feststellbar. Somit lagen auch keine signifikanten Unterschiede vor. Diese niedrigen Flußraten erklären sich durch Reaktion des Körpers auf die Biografts. Trotz der Glutaraldehydfixierung laufen noch erhebliche immunologische Reaktionen ab[36] (siehe Abschnitt 5.7), die im Wesentlichen für die Schrumpfung mit Lumenverlegung und entsprechend niedrigen Durchflußraten verantwortlich gemacht werden können.

5.6 Morphologische Evaluation

Die ePTFE-Prothesen waren von außen gut ins umgebende Bindegewebe des Halses eingewachsen. Ihre Form und Struktur haben sie dabei stabil erhalten können; sie ließen sich für die Abschlußevaluation problemlos präparieren.

Das ePTFE wirkt nach außen hin wie eine „Barriere" gegen einwachsendes Bindegewebe. Dies ist für andere Prothesenmaterialien wie etwa Polyester nicht gegeben: wegen der Ausgestaltung mit maschenförmiger Textur kann es zum Einwachsen perivaskulären Gewebes nach intraluminal kommen. Auch von außen sind Verziehungen und Schrumpfungen der Prothese möglich. So kommt es insgesamt zur Stenosierung der Prothese von innen und außen mit erheblich erniedrigten Durchflußraten bis hin zum Totalverschluß[73].

Auch die glutaraldehydfixierten Biografts sind in der hier vorliegenden Arbeit einem Schrumpfungsprozeß unterlegen, es kam zu Verziehungen und Stenosen bis hin zum vollständigen Verschluß. Die Ursache ist hier aber eine deutlich andere: trotz Glutaraldehydfixierung sind die Prothesen noch einer erheblichen immunologischen Antwort unterworfen, vornehmlich durch Granulozyten[36]. Auch bei der titanisierten Prothese ist diese Immunantwort noch vorhanden, wenn auch reduziert[66]; eine Ursache hierfür kann die unvollständige Titanbedeckung sein, die aus Dehnungsprozessen nach dem Einbringen des Biografts in Flüssigkeit resultiert (siehe auch Abschnitt 5.7)[36].

5.6.1 Histologie

Bei der Auswertung der Histologie ist zunächst zu bedenken, daß sich von den glutaraldehydfixierten Biografts problemlos Paraffinschnitte anfertigen lassen, dies aber wegen der Materialeigenschaften (das zu schneidende Material muß weicher als das Einbettmedium sein) beim ePTFE nicht möglich ist. Deshalb wurden die ePTFE-Prothesen zur Acryleinbettung und zur Herstellung der Präparate in die Abteilung für Kinderkardiologie der Universität Göttingen abgegeben, wo die technischen Voraussetzungen für dieses Verfahren vorliegen.

Die histologischen Schnitte der glutaraldehydfixierten Arterien zeigen größtenteils gänzlich mit Bindegewebe und thrombotischem Material verschlossene Lumina. Evaluierbare Blutkontaktflächen finden sich nicht.

In den histologischen Schnitten der ePTFE-Prothesen erkennt man verschiedentlich Zellen an der Blutkontaktfläche. Beim unbehandelten ePTFE erscheinen diese Zellen zwar vom Phänotyp wie Endothelzellen, sind aber höchstwahrscheinlich Abkömmlinge glatter Muskelzellen, wie bei Mellander ausführlich dargelegt wurde[54]. Sie haben damit aber als „unechte Endothelzellen" wahrscheinlich nicht die gleichen athrombogenen Eigenschaften, die eine echte Endothelzelle aufweist[54].
Hingegen konnten in zwei Arbeiten beim titanisierten ePTFE Endothelzellen nachgewiesen werden[15, 48].

Auch unter Berücksichtigung speziesabhängiger Unterschiede im Wachstum verschiedener Zellgruppen auf Prothesenmaterialien[77] läßt sich feststellen, daß auf ePTFE-Prothesen Zellen wachsen können, die aber keine Endothelzellen sind, während die Titanisierung der Prothesen die Ausbildung einer geschlossenen Endothelzelldecke fördert. Dabei ist anzunehmen, daß sich Progenitorzellen aus dem Knochenmark bevorzugt auf Titanoxid ablagern und dann in Endothelzellen transformieren (Hypothese unserer Arbeitsgruppe, vergl. Guldner et al.[34])

5.6.2 Rasterelektronenmikroskopie

In den exemplarischen REM-Aufnahmen der titanisierten ePTFE-Oberflächen (Abbildungen 13 und 14) sieht man flächige konfluente Endothelzellen, die eine glatte Oberflächen bilden; hier ist mit einem ungestörten Blutfluß zu rechnen.

Bei dem nicht-titanisierten ePTFE (Abbildung 12) erscheint die Oberfläche indes zerklüftet. Außerdem liegen bindegewebige Strukturen und Fibrin mit einzelnen Zellen in den Zwischenräumen ungeschützt an der mit dem Blutstrom in Kontakt tretenden Oberfläche. Hier kann es regional zu turbulenter Strömung kommen. Beide Phänomene bedingen eine erhöhte Thrombogenität.

Interessant sind in diesem Zusammenhang die morphologischen Unterschiede der Titanisierungsverfahren. Bei Cikirikcioglu et al. wird von tiefen Kypten berichtet; diese lassen sich auch auf den REM-Bildern in der Veröffentlichung[15] gut erkennen und sind für das Magnetronsputtern charakteristisch. Hingegen scheint die Titanisierung mit dem PACVD-Verfahren (siehe Abschnitt 5.2.2) eine Glättung der Oberfläche unter Beibehaltung der eigentlichen Oberflächenstruktur zu bedingen (siehe Abbildung 2).

5.7 Zusammenschau der Ergebnisse bei glutaraldehydfixierten Arterien

Die in der vorliegenden Untersuchung gewonnenen funktionellen und histologischen Ergebnisse bei den glutaraldehydfixierten Arterien zeigen durchweg schlechte Offenheitsraten und rechtfertigen daher zunächst keine weiteren Versuche im Großtiermodell.

Bei der Ursachensuche für die hohen Verschlußraten muß besonderes Augenmerk auf die Immunologie und die potentielle Zytotoxizität des Glutaraldehyds gelegt werden. Auch die morphologischen Eigenschaften der Titanbeschichtung müssen genauer betrachtet werden. Diese Untersuchungen können in vitro durchgeführt werden.

Würde man Xenografts in vivo testen, käme es zu einer erheblichen Immunreaktion bis hin zur Gewebeabstoßung[36]. Durch die Glutaraldehydfixierung der Materialien (Herzklappen oder Gefäße) wird die Immunreaktion des Körpers auf das Fremdmaterial zwar reduziert, dabei allerdings nicht komplett ausgeschaltet (siehe unten). Gleichzeitig kommt es aber zu einer Zytotoxizität des Materials[58]. Es müssen deshalb Verfahren zur Detoxifizierung angewandt werden; in der Literatur finden sich Möglichkeiten mit Aminosäuren und Zitronensäure. Guldner et al. haben eine Verfeinerung dieses Verfahrens beschrieben[35]: Neben Zitronensäure wird auch Aldeyddehydrogenase nach einem speziellen Protokoll verwandt, das auch in dieser Arbeit (siehe Abschnitt 3.1.2) Anwendung gefunden hat. Bis zu diesem Zeitpunkt ist jedoch noch keine Endothelialisierung der Oberfläche zu erwarten.

Durch die Erzeugung einer ultradünnen Titanschicht (30 nm) auf dem Prothesenlumen soll die Toxizität weiter reduziert werden (Reduktion der Aldehydgruppen auf 17,3% des Werts für unbehandelte glutaraldehydfixierte Biografts[35]) und gleichzeitig Endothelzellen ermöglicht werden, sich anzusiedeln.

Auch die immunologische Komponente wird durch die Behandlung beeinflußt: durch die Glutaraldehydfixierung wird bereits die Lymphozyten- und Monozytenantwort herabgesetzt[36]. Guldner et al. konnten weiter zeigen, daß durch die Detoxifizierung und Titanbeschichtung die Immunantwort (Granulozytenaktivierung bzw. Anlagerung von Komplementfaktoren) auf 6,3% (siehe Abbildung 15) bzw.

38,5% im Vergleich zum unbehandelten glutaraldehydfixierten Perikard gesenkt werden konnte.

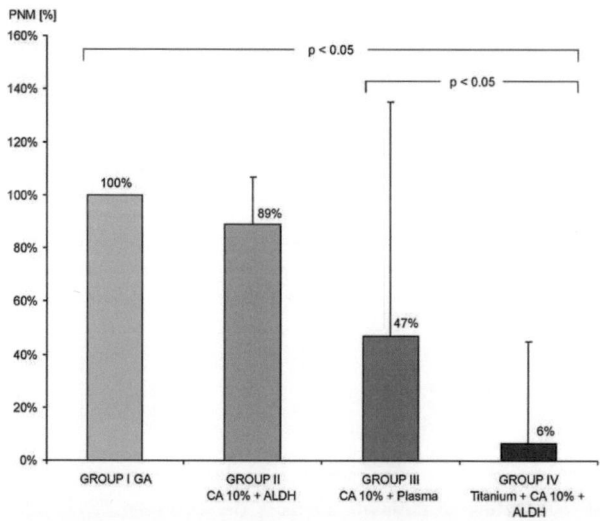

Abbildung 15: Die Titanisierung (GROUP IV) reduziert die Granulozytenaktivierung signifikant im Vergleich zum nicht-titanisierten Biomaterial (PNM: polymorphonuclear leukocytes – Granulozyten; Quelle: Guldner NW et al.: Nanocoating with titanium reduces iC3b- and granulocyte-activating immune response against glutaraldehyde-fixed bovine pericardium: a new technique to improve biologic heart valve prosthesis durability? J Thorac Cardiovasc Surg. 2012;143:1152-1159)

Diesen Ergebnissen lag eine mit Rissen behaftete Titanoberfläche mit freiliegendem Kollagen zu Grunde, das noch eine immunogene Wirkung entfalten konnte. Dieser Mechanismus wird im Folgenden ausführlich beschrieben. Das glutaraldehydfixierte Biomaterial muß nach dem Detoxifizieren dehydriert werden, um der Titanbeschichtung im PACVD-Verfahren (siehe Abschnitt 5.2.2) zugeführt werden zu können. Kommt das Biomaterial nach der Titanisierung in Kontakt mit Flüssigkeit (körpereigener oder künstlicher), findet eine Rehydratation statt. Dabei schwillt das Biomaterial an, das Titan kann sich aber nicht ausdehnen; es kommt zu Rissen in der Titanschicht, so daß elektronenmikroskopisch eine Oberfläche mit Schollen und Gräben abzubilden ist[36] (siehe Abbildung 16).

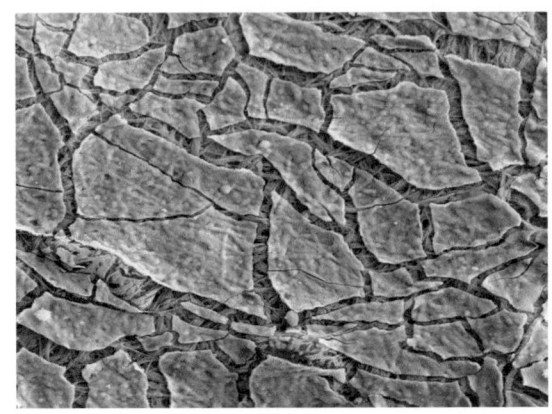

Abbildung 16: REM-Aufnahme rehydrierten titanisierten Perikards – deutlich sind Risse in der Titanbeschichtung zu erkennen (Quelle: Zentrum für Werkstoffanalytik Lauf GmbH, Lauf a.d. Pegnitz)

Eine Titanschicht, die tatsächlich die gesamte Prothesenoberfläche überdeckt, würde potentiell die Toxizität und die Immunreaktion noch weiter reduzieren. Möglicherweise ist die Titanschicht mit 30 nm für die Beschichtung der glutaraldehydfixierten Oberfläche zu dick; die optimale Schichtdicke muß noch evaluiert werden. Von erheblich dünneren Schichten wird im Nanometerbereich eine Elastizität erwartet, die der des Gewebes gleichkommt und somit eine Rißbildung verhindert.

Für glutaraldehydfixierte kleinkalibrige Gefäßprothesen finden sich in der Literatur kaum Angaben über Offenheitsraten; Oblath et al. berichten bereits 1978 bei glutaraldehydfixierten Nabelvenen (Durchmesser 4-5 mm) von 20% durchgängigen, 33% stenosierten und 47% verschlossenen Prothesen[59]. In anderen Arbeiten wurden gleichfalls sehr niedrige Offenheitsraten von glutaraldehydfixierten Gefäßen als Xenografts (beim Hund)[38] und Allografts[11] (kurzfristige Offenheitsraten unter 50%) beschrieben. Die wenigen Veröffentlichungen in den letzten Jahren bezeugen, daß zumindest für unbehandelte kleinkalibrige Prothesen aus glutaraldehydfixiertem Gefäßmaterial eine praxistaugliche Modifikation nicht möglich erschien. Insofern ist die hier gewählte Titanisierung als Versuch zu werten, diese „Entwicklungspause" zu beenden. Es konnte aber gezeigt werden, daß die Titanbeschichtung allein nicht zu einer Besserung dieses Problems führt.

5.8 Zusammenschau der Ergebnisse bei ePTFE-Prothesen

In der vorliegenden Arbeit konnte gezeigt werden, daß die Titanbeschichtung kleinkalibriger ePTFE-Prothesen mittels PACVD-Verfahren (siehe Abschnitt 5.2.2) auch im Langzeitversuch deren Blutdurchflußrate signifikant erhöht. Daß eine Titanbeschichtung die Neo-Endothelialisierung einer kleinkalibrigen ePTFE-Prothese bessert, war bereits bekannt; übersichtshalber erfolgt hier ein tabellarischer Vergleich mit der Arbeit von Cikirikcioglu[15]:

	Cikirikcioglu et al.[15]	hier durchgeführter Versuch
Versuchstier	Hausschwein	Hausschaf
Gewicht Versuchstier	30 ± 2 kg	47,4 ± 8,2 kg
Prothesenmaterial	ePTFE	ePTFE
Beschichtungsverfahren	Magnetronsputtern	PACVD
Schichtdicke	5-20 µm	30 nm
Versuchsdauer	30 ± 3 Tage	124 ± 2 Tage
Anzahl nicht-titanisierter ePTFE-Prothesen	5	6
Anzahl titanisierter ePTFE-Prothesen	5	6
Funktion der nicht-titanisierten ePTFE-Prothesen	Offenheitsrate 80%	mittlerer Fluß 61,03 ± 42,11 ml/min
Funktion der titanisierten ePTFE-Prothesen	Offenheitsrate 80%	mittlerer Fluß 153,38 ± 72,81 ml/min

Tabelle 4: Vergleich der Ergebnisse mit einer Titanbeschichtungsstudie auf ePTFE von Cikirikcioglu et al.[15]

Betrachtet man die Unterschiede zwischen den Arbeiten, so fallen insbesondere die Verfahren zu Titanbeschichtung ins Auge. Während Cikirikcioglu et al. das Magnetronsputtern wählten, bei dem bis zu 1000fach dickere Titanschichten generiert werden, die zudem nur an das Prothesenmaterial physikalisch angelagert wurden, wurde in dieser Arbeit mit der „Plasma-Activated Chemical Vapor Deposition for Titanium" ein Prinzip mit der kovalenten chemischen Bindung einer sehr dünnen Titanschicht von 30 nm an das Prothesenmaterial gewählt. Nur beim erstgenannten Verfahren besteht die Gefahr, daß Titanbruchstücke im Mikrometerbereich durch Verschleppung mit dem Blutstrom Mikroembolien in Endstromgebieten mit Kapillardurchmessern unter 15 μm[45] verursachen. Diese Komplikation ist bei einer Schichtdicke von 30 nm und weniger nicht zu erwarten.

Ein ganz wesentlicher Aspekt für die klinische Nutzung einer künstlichen Gefäßprothese ist die Möglichkeit zur natürlichen Endothelzellbesiedlung derselben[82]. Auf unbehandeltem ePTFE wachsen zwar vereinzelt Zellen oder Zellgruppen, jedoch keine typischen Endothelzellen[23, 54]. Auf titanisiertem ePTFE konnten CD31-positive Endothelzellen nachgewiesen werden[15]. Auch Guldner et al. konnten auf biologischen Herzklappen, die im Nanometerbereich mit kovalent gebundenem Titan beschichtet waren, Endothelzellenwachstum zeigen (immunhistochemische Färbung von-Willebrand-Faktor)[34].

Beim nicht weiter vorbehandelten ePTFE liegen in der Literatur Offenheitsraten von geringen 12 – 14% nach 4 Jahren[51] bis zu etwa 40% nach 5 Jahren[72] vor. Im kurzfristigen Zeitraum werden allerdings auch deutlich bessere Ergebnisse berichtet (100% durchgängig nach 4 Wochen beim Pavian[51], 70% durchgängig nach 1 Monat beim Schwein[77]). Um die Effekte der Intimahyperplasie, die nach einem Monat noch nicht voll ausgebildet ist, berücksichtigen zu können, wurde für diesen Versuch ein Versuchszeitraum von 120 Tagen gewählt[12].
Mit einer aus den funktionellen Ergebnissen abgeleiteten Stenosierungsrate von 2/6 subtotalen Stenosen der nicht-titanisierten (bei 2/6 weiteren deutlichen Stenosen) und 0/6 verschlossenen (bei 1/6 erheblich stenosierten) der titanisierten ePTFE-Prothesen nach 124 ± 2 Tagen liegen die Werte für die nicht-titanisierten ePTFE-Prothesen im Bereich der Literatur, für die titanisierten Prothesen konnten überdurchschnittlich gute Offenheitsraten erzeugt werden.

Die Titanbeschichtung hat auch einen Einfluß auf die primäre Hämostase und somit die Thrombogenität der Prothese. Bisher nicht veröffentlichte Daten unserer Arbeitsgruppe zeigen, daß die Freisetzung des Plättchenfaktors 4 (PF4) in vitro bei titanisiertem ePTFE signifikant geringer als bei nicht-titanisierten ePTFE ist.

Der Plättchenfaktor 4 (PF4) findet sich in den α-Granula der Thrombozyten[28, 84]. Er wird bei der Thrombozytenaktivierung neben anderen Substanzen freigesetzt und neutralisiert antikoagulatorisch wirkende Moleküle auf dem Endothel sowie Antithrombin. Folglich kommt es zu einer Gerinnungsaktivierung. Die Konzentration von PF4 gibt also Aufschluß über den Grad der Thrombozytenaktivierung.

Dabei lagen die Werte für die titanisierten ePTFE-Prothesen im Bereich der physiologischen Gerinnungsaktivierung, die der unbehandelten ePTFE-Prothesen deutlich darüber (siehe Abbildung 16).

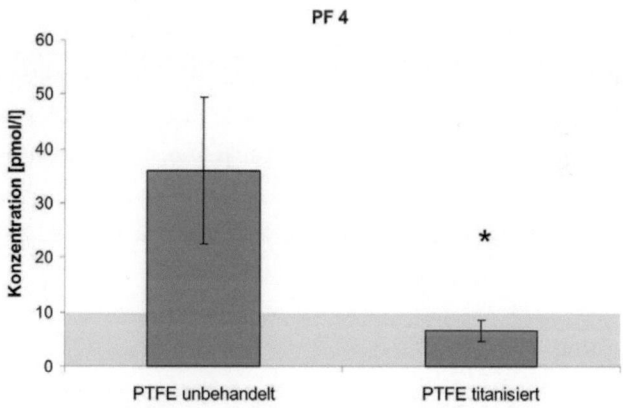

Abbildung 17: Konzentration des gerinnungsaktivierenden Plättchenfaktors 4 (PF4) auf unbehandeltem und titanisiertem ePTFE; hellblau unterlegt ist der Normwertbereich bis 10 pmol/l (Quelle: Prof. Guldner)

5.9 Tissue-Engineering-Methoden

Tissue Engineering, also die Herstellung eines neuen Gefäßes, das im wesentlichen aus einer Matrix und lebenden Zellen besteht, ist verständlicherweise sehr aufwendig, würde aber potentiell ein Gefäß erzeugen, das dem natürlichen am nächsten ist. Im Groben kann Tissue Engineering mit oder ohne Gerüst (degradierbar oder bleibend) und mit vorheriger Zellaussaat oder ohne dieselbe stattfinden[72]. Bisher hat kein Verfahren Einzug in die klinische Praxis gehalten; hierzu müßte zunächst die Überlegenheit (weniger Thrombogenität, weniger Gewebehyperplasie, bessere Offenheit) gegenüber anderen Verfahren gezeigt werden[58]. Praktikabilität und Kosten sind in gleicher Weise für eine klinische Anwendung von Bedeutung.

Am Menschen konnten Meinhart et al. für ePTFE-Prothesen mit 6 oder 7 mm Innendurchmesser für die periphere Gefäßchirurgie zeigen, daß die Besiedlung einer mit Fibrin beschichteten Prothese mit autologen Endothelzellen vor deren Implantation[25, 83] nach sieben Jahren zu einer merklich verbesserten Offenheitsrate führt (62,8%)[24, 53], wobei als Vergleich eine bereits 1986 veröffentlichte Vergleichskohorte (nicht-vorbehandeltes ePTFE) mit 47% Offenheit nach vier Jahren herangezogen wurde[75]. Laube et al. nutzen an 14 Patienten 4mm-PTFE-Gefäßprothesen, die sie zuvor mit autologen Endothelzellen besiedelten, für koronararterielle Bypässe. Nach im Mittel 27,7 Monaten waren 90,5% der Bypässe durchgängig[47].

Bei der Nutzung von körpereigenen Zellen (zur Besiedlung einer implantierten Prothese in vivo, oder in vitro vor Interposition in den Körper), ist stets zu bedenken, daß beim gefäßkranken Patienten häufig eine Endotheldysfunktion vorliegt. Das „Ernten und Aussäen" kranker Zellen kann zu einem neuen Endothel führen, das aber potentiell auf zellulärer Ebene nicht gesund ist[58]. Insbesondere Zellvermehrung und Zellaussaat sind mit erheblichem Aufwand verbunden, weshalb die Forschungsbemühungen derzeit eher dahin gehen, Prothesenmaterialien zu entwickeln, die sich von selbst endothelialisieren[77]. Die im Rahmen dieser Arbeit angewendete Prothese unterstützt diesen Trend des „guided tissue engineering".

5.10 Implikationen der titanisierten ePTFE-Prothesen für die klinsche Praxis

Die Ergebnisse des hier durchgeführten Großtierversuchs stellen einen wegweisenden Schritt bei der Optimierung von Oberflächen zukünftiger Gefäßprothesen dar. Es konnte gezeigt werden, daß die plasmabasierte Titanisierung bei ePTFE-Prothesen mit geringem Durchmesser im Vergleich zur unbehandelten Prothese die Offenheitsrate signifikant erhöht.

Beim klinischen Einsatz am Menschen ist davon auszugehen, daß durch eine suffiziente Antikoagulation (von der in dieser Arbeit der Vergleichbarkeit halber Abstand genommen wurde) nach Implantation einer solchen ePTFE-Prothese die Rate an Thrombosierungen nochmals reduziert werden kann.

Selbstverständlich sind für den Einsatz am Menschen noch einige Untersuchungen notwendig.

Es sollte versucht werden, die in der Literatur umfangreich aufgezeigte Intimahyperplasie, die zu Stenosierungen an den Anastomosenbereichen führt, zu verringern[23].

Die kovalente Titanbeschichtung erzeugt eine Schicht im Nanometerbereich. Da die Nanotechnologie nach wie vor ein recht neues Forschungsgebiet ist, ist die Zytotoxizität und damit potentielle Schädigung des menschlichen Organismus noch Subjekt ausgiebiger Forschungsbemühungen, deren positiver Abschluß Voraussetzung für eine zukünftige klinische Anwendung der hier beschriebenen mittels PACVD-Verfahren titanisierten Prothesen sein muß[27, 35, 71].

Als erste Stufe der klinischen Anwendung kleinkalibriger titanisierter ePTFE-Prothesen könnte die periphere Gefäßchirurgie (femoro-poplitealer Bypass oder auch axillo-femoraler Bypass) oder die Shuntchirurgie für Dialyseverfahren dienen. Wenn sich die Prothesen dort bewähren, könnten sie in einer zweiten Stufe in der aortokoronaren Bypasschirurgie evaluiert werden. Bei der Herstellung einer geeigneten Gefäßprothese für die periphere Bypasschirurgie und/oder die Koronarbypassversorgung spielen neben der optimalen Blutkontaktfläche auch mechanische Eigenschaften wie die Steifigkeit der Prothese (die möglicherweise durch die Titanisierung erreicht oder verändert werden) eine Rolle. Die Prothese sollte dünnwandig sein und muß, gerade im Bereich des Knies oder als Koronarersatz wegen der ständigen Bewegung des Herzes, elastisch sein. Gegebenenfalls kommen auch ringverstärkte Prothesen in Frage.

Die in dieser Arbeit verwendete titanisierte Prothese zeigte sogar bei fehlender Antikoagulation vergleichsweise hohe Flußraten. Weiterhin ist bekannt, daß die Titanisierung von ePTFE zu besserer Endothelialisierung führt[15] und die Thrombogenität reduziert. Höhere Flußraten lassen längere Öffnungsraten erwarten. Für Patienten, bei denen ein autologer Gefäßersatz nicht zur Verfügung steht, könnte die chirurgische Therapie durch die Umsetzung der Ergebnisse dieser Untersuchung also eine Verbesserung erfahren.

6. ZUSAMMENFASSUNG

Hintergrund: In der Gefäßchirurgie ist die Verbesserung der Offenheitsrate kleinlumiger Gefäßprothesen ein zentrales Forschungsthema. Da der Nachweis einer geringeren Thrombogenität von titanisiertem ePTFE in vitro gelungen war, ist es von klinischem Interesse, im Großtierversuch diese verminderte Thrombogenität zu evaluieren.

Material und Methoden: Hausschafe wurden einer beidseitigen Karotisoperation unterzogen, wobei jeweils in dasselbe Tier auf der einen Seite eine nicht vorbehandelte, auf der anderen Seite eine titanbeschichtete Prothese interponiert wurde. Als Prothesenmaterial diente bei der ersten Gruppe von sechs Schafen ePTFE, bei der zweiten Gruppe aus sechs Schafen wurden glutaraldehydfixierte Biografts implantiert. Nach 124 ± 2 bzw. 123 ± 4 Tagen wurden im Rahmen einer Abschlußevaluation funktionelle Meßwerte erhoben und makroskopische und histologische Ergebnisse gewonnen.

Ergebnisse: Bei kleinkalibrigen ePTFE-Prothesen führte die Titanbeschichtung der Blutkontaktfläche zu signifikant um 151% höheren mittleren Durchflußraten (153,4 ± 72,8 ml/min für die titanisierten vs. 61,0 ± 42,1 ml/min für die nicht-titanisierten Prothesen, $p < 0,028$) und signifikant um 165% höheren Spitzendurchflußraten (416,2 ± 257,7 ml/min für die titanisierten vs. 157,3 ± 112,3 ml/min für die nicht-titanisierten Prothesen, $p < 0,028$). Die morphologischen Befunde entsprachen den funktionellen Ergebnissen. In der Elektronenmikroskopie zeigte sich beim titanisierten ePTFE bei den meisten Blutkontaktflächen eine Endothelialisierung, bei den nicht-titanisierten ePTFE-Blutkontaktflächen waren vor allem Fibrin- und Erythrozytenauflagerungen zu sehen. Die titanisierten glutaraldehydfixierten Bioprothesen waren nach 123 ± 4 Tagen subtotal bis total verlegt.

Schlußfolgerung: Derzeit eignen sich kleinlumige titanisierte glutaraldehydfixierte Bioprothesen in keinster Weise für eine prothetische Gefäßbehandlung. Das neuartige Titanbeschichtungsverfahren für Blutkontaktflächen kleinkalibriger ePTFE-Prothesen trägt dazu bei, den Blutdurchfluß und die Endothelialisierung zu verbessern.

7. LITERATURVERZEICHNIS

1. Acar C, Ramsheyi A, Pagny JY, Jebara V, Barrier P, Fabiani JN, Deloche A, Guermonprez JL, Carpentier A: The radial artery for coronary artery bypass grafting: clinical and angiographic results at five years. J Thorac Cardiovasc Surg. 1998;116:981-989

2. Arbeitsgemeinschaft der Wissenschaftlichen Medizinischen Fachgesellschaften (AWMF), Deutsche Gesellschaft für Kardiologie - Herz- und Kreislaufforschung: Infarkt-bedingter kardiogener Schock - Diagnose, Monitoring und Therapie - Langfassung. Version 05/2010; Im Internet unter: http://www.awmf.org (Tag des Zugriffs: 12. Okt. 2012)

3. Begovac PC, Thomson RC, Fisher JL, Hughson A, Gallhagen A: Improvements in GORE-TEX vascular graft performance by Carmeda BioActive surface heparin immobilization. Eur J Vasc Endovasc Surg. 2003;25:432-437

4. Benedetti-Valentini F, Gossetti B, Irace I, Martinelli O, Gattuso R: Composite grafts for critical ischaemia. Cardiovasc Surg. 1996;4:372-376

5. Böge A, Eichler J: Physik. 10. Aufl., 73-74, Friedr. Vieweg & Sohn Verlag / GWV Fachverlage GmbH, Wiesbaden, 2005

6. Bordenave L, Fernandez P, Remy-Zolghadri M, Villars E, Daculsi R, Midy D: In vitro endothelialized ePTFE prostheses: clinical update 20 years after the first realization. Clin Hemorheol Microcirc. 2005;33:227-234

7. Bosiers M, Deloose K, Verbist J, Schroe H, Lauwers G, Lansink W, Peeters P: Heparin-bonded expanded polytetrafluoroethylene vascular graft for femoropopliteal and femorocrural bypass grafting: 1-year results. J Vasc Surg. 2006;43:313-318; discussion 318-319

8. Budd JS, Bell PR, James RF: Attachment of indium-111 labelled endothelial cells to pretreated polytetrafluoroethylene vascular grafts. Br J Surg. 1989;76:1259-1261

9. Cagiannos C, Abul-Khoudoud OR, DeRijk W, Shell DHt, Jennings LK, Tolley EA, Handorf CR, Fabian TC: Rapamycin-coated expanded polytetrafluoroethylene bypass grafts exhibit decreased anastomotic neointimal hyperplasia in a porcine model. J Vasc Surg. 2005;42:980-988

10. Campbell CD, Brooks DH, Webster MW, Bahnson HT: The use of expanded microporous polytetrafluoroethylene for limb salvage: a preliminary report. Surgery. 1976;79:485-491

11. Canver CC: Conduit options in coronary artery bypass surgery. Chest. 1995;108:1150-1155

12. Chalmers RT, Hoballah JJ, Sharp WJ, Kresowik TF, Corson JD: The effect of an intraluminal stent on neointimal hyperplasia at an end-to-side polytetrafluoroethylene graft arterial anastomosis. Am J Surg. 1994;168:85-90

13. Chen C, Lumsden AB, Ofenloch JC, Noe B, Campbell EJ, Stratford PW, Yianni YP, Taylor AS, Hanson SR: Phosphorylcholine coating of ePTFE grafts reduces neointimal hyperplasia in canine model. Ann Vasc Surg. 1997;11:74-79

14. Chen C, Ofenloch JC, Yianni YP, Hanson SR, Lumsden AB: Phosphorylcholine coating of ePTFE reduces platelet deposition and neointimal hyperplasia in arteriovenous grafts. J Surg Res. 1998;77:119-125

15. Cikirikcioglu M, Sedelnikov N, Osorio-Da Cruz S, Khabiri E, Donmez Antal A, Tatar T, Tille JC, Hess OM, Kalangos A, Walpoth BH: Improved neo-endothelialization of small diameter ePTFE grafts with titanium coating. Int J Artif Organs. 2006;29:990-999

16. Cikirikcioglu M, Sedelnikov N, Osorio-Da Cruz S, Khabiri E, Donmez Antal A, Tille JC, Karaca S, Hess OM, Kalangos A, Walpoth B: Titanium coating improves neo-endothelialisation of ePTFE grafts. Thorac cardiovasc Surg 2006;54(suppl 1):83-115

17. Clowes AW: Intimal hyperplasia and graft failure. Cardiovasc Pathol. 1993;2(suppl):179S–186S

18. Clowes AW, Gown AM, Hanson SR, Reidy MA: Mechanisms of arterial graft failure. 1. Role of cellular proliferation in early healing of PTFE prostheses. Am J Pathol. 1985;118:43-54

19. Clowes AW, Kirkman TR, Clowes MM: Mechanisms of arterial graft failure. II. Chronic endothelial and smooth muscle cell proliferation in healing polytetrafluoroethylene prostheses. J Vasc Surg. 1986;3:877-884

20. Daenens K, Schepers S, Fourneau I, Houthoofd S, Nevelsteen A: Heparin-bonded ePTFE grafts compared with vein grafts in femoropopliteal and femorocrural bypasses: 1- and 2-year results. J Vasc Surg. 2009;49:1210-1216

21. Dag B: Surface Characterization. 1. Aufl., Wiley-VCH, Weinheim, 1997

22. de Mel A, Cousins BG, Seifalian AM: Surface modification of biomaterials: a quest for blood compatibility. Int J Biomater. 2012;2012:707863

23. Desai M, Seifalian AM, Hamilton G: Role of prosthetic conduits in coronary artery bypass grafting. Eur J Cardiothorac Surg. 2011;40:394-398

24. Deutsch M, Meinhart J, Fischlein T, Preiss P, Zilla P: Clinical autologous in vitro endothelialization of infrainguinal ePTFE grafts in 100 patients: a 9-year experience. Surgery. 1999;126:847-855

25. Deutsch M, Meinhart J, Vesely M, Fischlein T, Groscurth P, von Oppell U, Zilla P: In vitro endothelialization of expanded polytetrafluoroethylene grafts: a clinical case report after 41 months of implantation. J Vasc Surg. 1997;25:757-763

26. Dunning J, Versteegh M, Fabbri A, Pavie A, Kolh P, Lockowandt U, Nashef SA: Guideline on antiplatelet and anticoagulation management in cardiac surgery. Eur J Cardiothorac Surg. 2008;34:73-92

27. Durnev AD: Toxicology of nanoparticles. Bull Exp Biol Med. 2008;145:72-74

28. Eisman R, Surrey S, Ramachandran B, Schwartz E, Poncz M: Structural and functional comparison of the genes for human platelet factor 4 and PF4alt. Blood. 1990;76:336-344

29. Gesundheitsberichtserstattung des Bundes: Sterbefälle, Sterbeziffern. Im Internet unter: http://www.gbe-bund.de (Tag des Zugriffs: 12. Okt. 2012)

30. Goldman S, Zadina K, Moritz T, Ovitt T, Sethi G, Copeland JG, Thottapurathu L, Krasnicka B, Ellis N, Anderson RJ, Henderson W: Long-term patency of saphenous vein and left internal mammary artery grafts after coronary artery bypass surgery: results from a Department of Veterans Affairs Cooperative Study. J Am Coll Cardiol. 2004;44:2149-2156

31. Gosselin C, Vorp DA, Warty V, Severyn DA, Dick EK, Borovetz HS, Greisler HP: ePTFE coating with fibrin glue, FGF-1, and heparin: effect on retention of seeded endothelial cells. J Surg Res. 1996;60:327-332

32. Grill A: Cold Plasma in Materials Fabrication: From Fundamentals to Application. 1. Aufl., IEEE Press, New York, 1994

33. Guidoin R, Chakfe N, Maurel S, How T, Batt M, Marois M, Gosselin C: Expanded polytetrafluoroethylene arterial prostheses in humans: histopathological study of 298 surgically excised grafts. Biomaterials. 1993;14:678-693

34. Guldner NW, Jasmund I, Zimmermann H, Heinlein M, Girndt B, Grossherr M, Klinger M, Sievers HH: The first self-endothelialized titanium-coated glutaraldehyde-fixed heart valve prosthesis within systemic circulation. J Thorac Cardiovasc Surg. 2009;138:248-250

35. Guldner NW, Jasmund I, Zimmermann H, Heinlein M, Girndt B, Meier V, Fluss F, Rohde D, Gebert A, Sievers HH: Detoxification and endothelialization of glutaraldehyde-fixed bovine pericardium with titanium coating: a new technology for cardiovascular tissue engineering. Circulation. 2009;119:1653-1660

36. Guldner NW, Zimmermann H, Sievers H-H: Nano-Coating with Titanium of Glutaraldehyde- Fixed Heart Valve Prostheses Enables a Reduced Immune Response and a Self-Seeding Within Circulation. In: Eberli D (Hrsg.): Regenerative Medicine and Tissue Engineering - Cells and Biomaterials. 1. Aufl., 463-476, InTech, Pflaum, 2011

37. Haegerstrand A, Bengtsson L, Gillis C: Serum proteins provide a matrix for cultured endothelial cells on expanded polytetrafluoroethylene vascular grafts. Scand J Thorac Cardiovasc Surg. 1993;27:21-26

38. Harjula A: Glutaraldehyde pre-treated human saphenous and umbilical veins as xenogeneic small vessel substitutes and shunts in dogs. Ann Chir Gynaecol. 1981;70:11-17

39. Hepp W, Markert U: Akute und chronische arterielle Durchblutungsstörungen. In: Bruch HP, Trentz O (Hrsg.): Chirurgie. 4. Aufl., 789-815, Urban & Fischer, München und Jena, 2001

40. Herold G: Innere Medizin. Ausgabe 2011, 241, Herold (im Selbstverlag), Köln, 2011

41. Kapadia MR, Popowich DA, Kibbe MR: Modified prosthetic vascular conduits. Circulation. 2008;117:1873-1882

42. Kelly PJ, Arnell RD: Magnetron sputtering: a review of recent developments and applications. Vacuum. 2000;56:159-172

43. Klinkert P, Post PN, Breslau PJ, van Bockel JH: Saphenous vein versus PTFE for above-knee femoropopliteal bypass. A review of the literature. Eur J Vasc Endovasc Surg. 2004;27:357-362

44. Koch G, Gutschi S, Pascher O, Fruhwirth J, Hauser H: Zur Problematik des femoropoplitealen Gefassersatzes: Vene, ePTFE oder ovines Kollagen? Zentralbl Chir. 1996;121:761-767

45. Kühnel W: Taschenatlas der Zytologie, Histologie und mikroskopischen Anatomie. 9. Aufl., Georg Thieme Verlag, Stuttgart, 1995

46. Laimer J, Störi H, Rödhammer P: Titanium Nitride deposited by plasma-assisted chemical vapour deposition. Thin Solid Films. 1990;191:77-89

47. Laube HR, Duwe J, Rutsch W, Konertz W: Clinical experience with autologous endothelial cell-seeded polytetrafluoroethylene coronary artery bypass grafts. J Thorac Cardiovasc Surg. 2000;120:134-141

48. Lehle K, Buttstaedt J, Birnbaum DE: Expression of adhesion molecules and cytokines in vitro by endothelial cells seeded on various polymer surfaces coated with titaniumcarboxonitride. J Biomed Mater Res A. 2003;65:393-401

49. Li L, Terry CM, Shiu YT, Cheung AK: Neointimal hyperplasia associated with synthetic hemodialysis grafts. Kidney Int. 2008;74:1247-1261

50. Lin PH, Bush RL, Yao Q, Lumsden AB, Chen C: Evaluation of platelet deposition and neointimal hyperplasia of heparin-coated small-caliber ePTFE grafts in a canine femoral artery bypass model. J Surg Res. 2004;118:45-52

51. Lin PH, Chen C, Bush RL, Yao Q, Lumsden AB, Hanson SR: Small-caliber heparin-coated ePTFE grafts reduce platelet deposition and neointimal hyperplasia in a baboon model. J Vasc Surg. 2004;39:1322-1328

52. Lumsden AB, Chen C, Coyle KA, Ofenloch JC, Wang JH, Yasuda HK, Hanson SR: Nonporous silicone polymer coating of expanded polytetrafluoroethylene grafts reduces graft neointimal hyperplasia in dog and baboon models. J Vasc Surg. 1996;24:825-833

53. Meinhart JG, Deutsch M, Fischlein T, Howanietz N, Froschl A, Zilla P: Clinical autologous in vitro endothelialization of 153 infrainguinal ePTFE grafts. Ann Thorac Surg. 2001;71:S327-331

54. Mellander S, Fogelstrand P, Enocson K, Johansson BR, Mattsson E: Healing of PTFE grafts in a pig model recruit neointimal cells from different sources and do not endothelialize. Eur J Vasc Endovasc Surg. 2005;30:63-70

55. Nerem RM: Role of mechanics in vascular tissue engineering. Biorheology. 2003;40:281-287

56. Nishibe T, Kondo Y, Muto A, Dardik A: Optimal prosthetic graft design for small diameter vascular grafts. Vascular. 2007;15:356-360

57. Nishibe T, Okuda Y, Kumada T, Tanabe T, Yasuda K: Enhanced graft healing of high-porosity expanded polytetrafluoroethylene grafts by covalent bonding of fibronectin. Surg Today. 2000;30:426-431

58. Nugent HM, Edelman ER: Tissue engineering therapy for cardiovascular disease. Circ Res. 2003;92:1068-1078

59. Oblath RW, Buckley FO, Jr., Donnelly WA, Green RM, Deweese JA: Human umbilical veins and autogenous veins as canine arterial bypass grafts. Ann Surg. 1978;188:158-161

60. Rashid ST, Fuller B, Hamilton G, Seifalian AM: Tissue engineering of a hybrid bypass graft for coronary and lower limb bypass surgery. FASEB J. 2008;22:2084-2089

61. Roessner A, Kirkpatrick CJ, Schneider J: Gefäße. In: Böcker W, Denk H, Heitz PU (Hrsg.): Pathologie. 2. Aufl., 465-479, Urban & Fischer, München und Jena, 2001

62. Sala F, Hassen-Khodja R, Lecis A, Bouillanne PJ, Declemy S, Batt M: Long-term outcome of femoral above-knee popliteal artery bypass using autologous saphenous vein versus expanded polytetrafluoroethylene grafts. Ann Vasc Surg. 2003;17:401-407

63. Salacinski HJ, Tiwari A, Hamilton G, Seifalian AM: Cellular engineering of vascular bypass grafts: role of chemical coatings for enhancing endothelial cell attachment. Med Biol Eng Comput. 2001;39:609-618

64. Sarkar S, Sales KM, Hamilton G, Seifalian AM: Addressing thrombogenicity in vascular graft construction. J Biomed Mater Res B Appl Biomater. 2007;82:100-108

65. Sarkar S, Schmitz-Rixen T, Hamilton G, Seifalian AM: Achieving the ideal properties for vascular bypass grafts using a tissue engineered approach: a review. Med Biol Eng Comput. 2007;45:327-336

66. Scheidbach H, Tannapfel A, Schmidt U, Lippert H, Kockerling F: Influence of titanium coating on the biocompatibility of a heavyweight polypropylene mesh. An animal experimental model. Eur Surg Res. 2004;36:313-317

67. Seeger JM, Klingman N: Improved endothelial cell seeding with cultured cells and fibronectin-coated grafts. J Surg Res. 1985;38:641-647

68. Silbernagl S, Lang F: Taschenatlas der Pathophysiologie. 2. Aufl., 236-239, Georg Thieme Verlag, Stuttgart, 2005

69. Sivaram S: Chemical Vapor Deposition: Thermal and Plasma Deposition of Eletronic Materials. 1. Aufl., Van Nostrand Reinhold, New York, 1995

70. statistisches Bundesamt: Todesursachen Anzahl der Gestorbenen nach Kapiteln der International Statistical Classification of Diseases and Related Health Problems (ICD-10). Im Internet unter: https://www.destatis.de (Tag des Zugriffs: 12. Okt. 2012)

71. Sycheva LP, Zhurkov VS, Iurchenko VV, Daugel-Dauge NO, Kovalenko MA, Krivtsova EK, Durnev AD: Investigation of genotoxic and cytotoxic effects of micro- and nanosized titanium dioxide in six organs of mice in vivo. Mutat Res. 2011;726:8-14

72. Teebken OE, Haverich A: Tissue engineering of small diameter vascular grafts. Eur J Vasc Endovasc Surg. 2002;23:475-485

73. Ueberrueck T, Meyer L, Zippel R, Gastinger I: Characteristics of titanium-coated polyester prostheses in the animal model. J Biomed Mater Res B Appl Biomater. 2005;72:173-178

74. Unger E: Die Erzeugung dünner Schichten. Chemie in unserer Zeit. 1991;25:148-158

75. Veith FJ, Gupta SK, Ascer E, White-Flores S, Samson RH, Scher LA, Towne JB, Bernhard VM, Bonier P, Flinn WR, et al.: Six-year prospective multicenter randomized comparison of autologous saphenous vein and expanded polytetrafluoroethylene grafts in infrainguinal arterial reconstructions. J Vasc Surg. 1986;3:104-114

76. Walpoth BH, Bowlin GL: The daunting quest for a small diameter vascular graft. Expert Rev Med Devices. 2005;2:647-651

77. Walpoth BH, Zammaretti P, Cikirikcioglu M, Khabiri E, Djebaili MK, Pache JC, Tille JC, Aggoun Y, Morel D, Kalangos A, Hubbell JA, Zisch AH: Enhanced intimal thickening of expanded polytetrafluoroethylene grafts coated with fibrin or fibrin-releasing vascular endothelial growth factor in the pig carotid artery interposition model. J Thorac Cardiovasc Surg. 2007;133:1163-1170

78. Windecker S, Mayer I, De Pasquale G, Maier W, Dirsch O, De Groot P, Wu YP, Noll G, Leskosek B, Meier B, Hess OM: Stent coating with titanium-nitride-oxide for reduction of neointimal hyperplasia. Circulation. 2001;104:928-933

79. Windecker S, Simon R, Lins M, Klauss V, Eberli FR, Roffi M, Pedrazzini G, Moccetti T, Wenaweser P, Togni M, Tuller D, Zbinden R, Seiler C, Mehilli J, et al.: Randomized comparison of a titanium-nitride-oxide-coated stent with a stainless steel stent for coronary revascularization: the TiNOX trial. Circulation. 2005;111:2617-2622

80. Windler M, Klabunde R: Titanium for Hip and Knee Prosthesis. In: Brunette DM, Tengvall P, Textor M, Thomsen P (Hrsg.): Titanium in Medicine. 1. Aufl., 703 ff, Springer-Verlag, Berlin / Heidelberg, 2001

81. Zdrahala RJ: Small caliber vascular grafts. Part I: state of the art. J Biomater Appl. 1996;10:309-329

82. Zilla P, Bezuidenhout D, Human P: Prosthetic vascular grafts: wrong models, wrong questions and no healing. Biomaterials. 2007;28:5009-5027

83. Zilla P, Deutsch M, Meinhart J, Puschmann R, Eberl T, Minar E, Dudczak R, Lugmaier H, Schmidt P, Noszian I, et al.: Clinical in vitro endothelialization of femoropopliteal bypass grafts: an actuarial follow-up over three years. J Vasc Surg. 1994;19:540-548

84. Zucker MB, Katz IR: Platelet factor 4: production, structure, and physiologic and immunologic action. Proc Soc Exp Biol Med. 1991;198:693-702

8. DANKSAGUNG

Mein besonderer Dank gilt meinem Doktorvater Herrn Prof. Dr. Norbert W. Guldner für die Überlassung des Themas (Der Einfluß einer plasmabasierten Titanbeschichtung (PACVD) auf die Durchflußrate kleinkalibriger Gefäßprothesen beim Schaf) sowie die hervorragende Betreuung, die schließlich eine erfolgreiche Promotion ermöglichte.

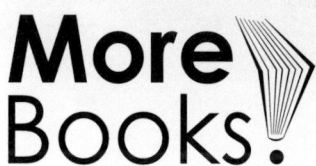

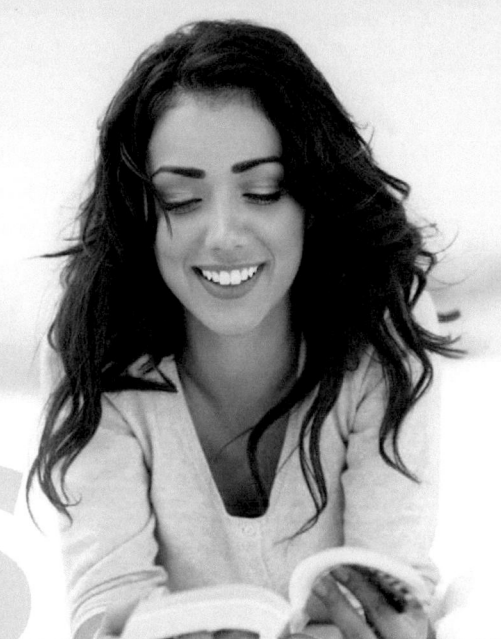

i want morebooks!

Buy your books fast and straightforward online - at one of world's fastest growing online book stores! Environmentally sound due to Print-on-Demand technologies.

Buy your books online at
www.get-morebooks.com

Kaufen Sie Ihre Bücher schnell und unkompliziert online – auf einer der am schnellsten wachsenden Buchhandelsplattformen weltweit! Dank Print-On-Demand umwelt- und ressourcenschonend produziert.

Bücher schneller online kaufen
www.morebooks.de

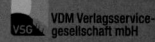 VDM Verlagsservicegesellschaft mbH
Heinrich-Böcking-Str. 6-8   Telefon: +49 681 3720 174   info@vdm-vsg.de
D - 66121 Saarbrücken   Telefax: +49 681 3720 1749 www.vdm-vsg.de

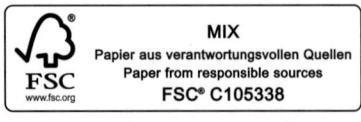

Printed by Books on Demand GmbH, Norderstedt / Germany